病痛
Bye-bye

酒療

宜忌、營養、用法、對症
必備保健指南！

党毅・陳虎彪 著

防癌、降血脂、抗衰老、
改善免疫系統，你想像不到的養生良方，
喝對酒不生病！

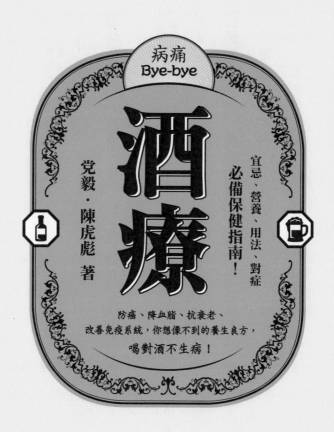

推薦序

酒是人類飲用歷史最長的植物發酵酒精飲料，其最基本定義是指飲料中所含的主要成分——乙醇。由古至今，酒與人類的日常生活息息相關，無論是在飲食、娛樂，還是在養生、醫療，甚至祭祀等領域都佔有重要地位。

酒，除了有悠久的歷史和燦爛的文化，並有許多世界知名的品牌。中醫更認為，「酒為百藥之長」。近年來，喝紅酒正在成為一種時尚，越來越多的研究證實：適量常飲葡萄酒，對人體健康有益，特別是紅葡萄酒，有益心臟保健。此外，還有許多非常寶貴的「藥酒」，例如：紅花酒、人參酒、枸杞酒等。「藥酒」，這個具有濃郁中醫藥文化特色和特殊療效的飲品，在延緩衰老、防治疾病、促進康復等諸多領域都發揮著舉足輕重的作用。

党毅博士在中醫藥，特別是養生食療方面有很深的造詣，曾赴多國講學；陳虎彪博士從事藥用植物教學與研究二十餘年。兩位專家通力合作，在這本書融入了他們對應用酒養生保健的許多心得。書中不但圖文並茂地介紹了常用米酒、果酒、啤酒、白酒、蜂蜜酒、藥酒、蛇酒等的組成和保健功效，還以簡潔的語言描繪出各種酒的特性和營養分析、飲用方法，也有藥酒的製作工藝和傳統功效，很具實用性。今天這本書得以完成，正是兩位學者熱愛中醫藥和藥用植物，在專業上日積月累地執著追求的結果。也期待讀者能在閱讀本書後，領略「酒療」保健之益。

肖培根
中國醫學科學院
藥用植物研究所研究員
二〇一四年夏初於北京

作者序

在香港，因為氣候和飲食習俗的關係，酒並不像湯那樣受到人們的青睞。不過，香港是一個東西方飲食文化高度融合的地區，現代的文明和高品味的生活方式，也使酒，特別是米酒和葡萄酒成為了日常飲食中的必需品。

現代人大多數工作節奏快，適量飲酒可放鬆心身、舒緩壓力、宣解憂愁和增加生活情趣，有助保健身體。而且，在日常生活中，酒還是一種常用的調味品，烹調魚和海鮮時用，可除腥，增加香味，並有醒脾胃、助消化等作用。

酒的種類有很多，依據其製造方法可分為三大類。第一類是釀造酒，它是用穀類或水果做原料，經酵製和儲存陳熟所製成的酒，如黃酒、啤酒、葡萄酒等，這類酒的酒精成分較低，約在20％以下。第二類是蒸餾酒，它是釀造酒經蒸餾並儲存陳熟所製成的酒，如中國白酒、白蘭地等。其酒精成分較高，約在20%～80%之間。第三類則為再製酒，它是用蒸餾酒或釀製酒為原料酒，添加各種藥材，水果香料等浸漬調製而成的酒，如五加皮酒。

中醫用酒治病歷史悠久，《五十二病方》中已記載了內外用酒配方三十餘首，用治疽、蛇傷等病。《說文解字》云：「醫，治病工也。……從酉……醫之性，以然得酒而使。」單從繁體字「醫」的下半部分「酉」（在古代漢語中即代表酒）來看，就足以說明醫與酒的特殊關聯。所以，中國素有「醫源於酒」之說。

以酒為溶媒來炮製藥酒，不但能迅速把藥物的有效成分溶解出來，且酒性純陽，走而不守，故可宣散藥力，通行經絡，並有引經效用。藥酒亦不易腐壞，便於保存，可隨時飲用。浸藥酒多用燒酒；做藥引則多用黃酒。一般說來，諸酒都以陳久者為佳。

酒是一種頗具爭議的飲品，有的人為了健康，滴酒不沾；有的人也是為了健康，常常淺斟小酌；有的人視酒為毒品，認為它「百害無一利」；有的人卻自泡「藥酒」，常年服用，並對其功效篤信不疑。醫生總是告誡病人要戒煙限酒，而生活實踐中又不乏喜好飲酒的長壽者。究竟酒對人體健康是有害還是有益呢？名目繁多的酒各有何功效呢？且聽我們慢慢道來。

《酒療》一書亦是我們歷經多年釀的一杯養生酒，請慢慢細品，從中感受酒的魅力和保健功效。

党毅
陳虎彪
二〇一四年八月十九日於香港

目錄

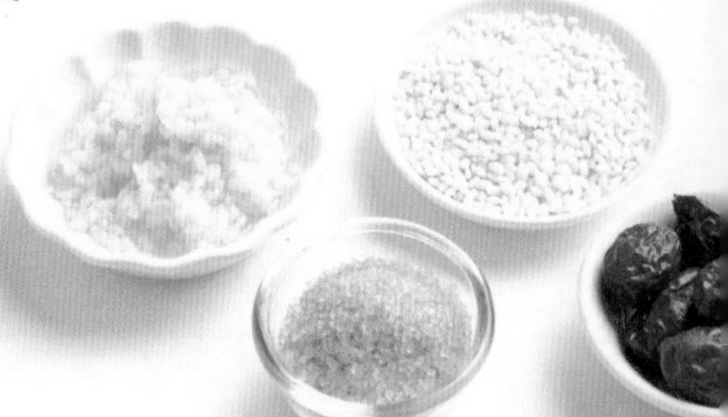

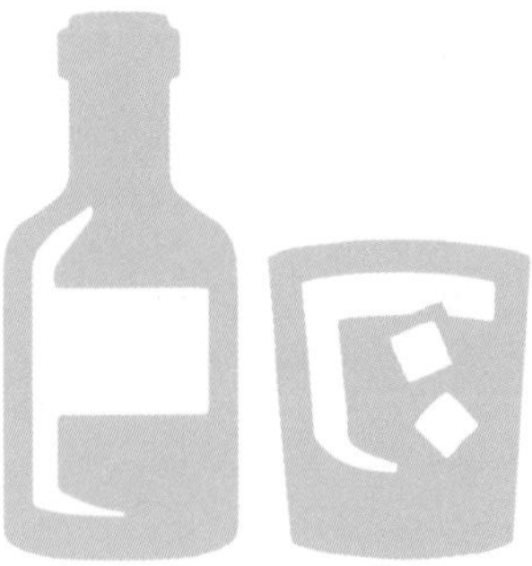

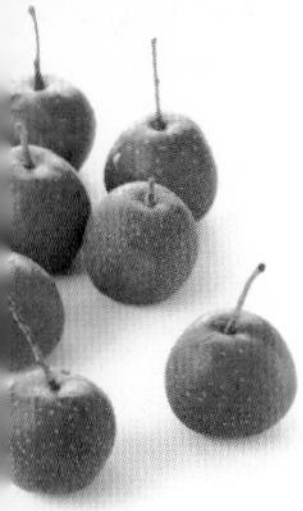

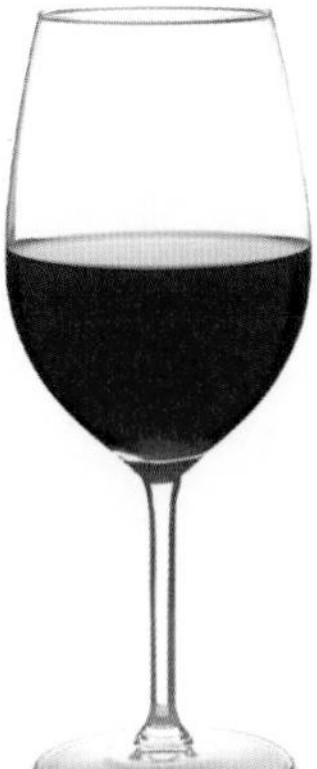

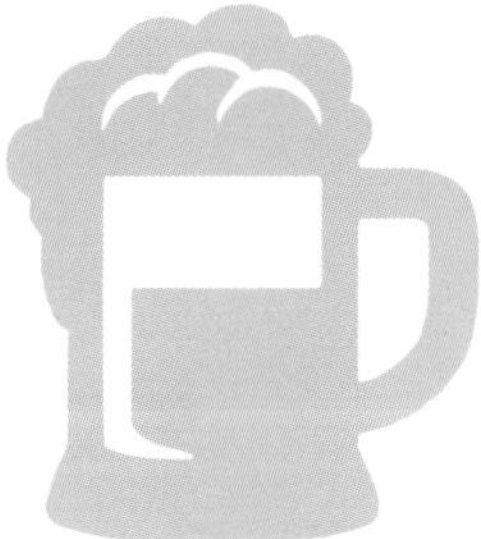

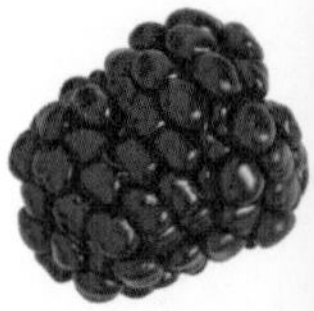

第四章 養生藥酒

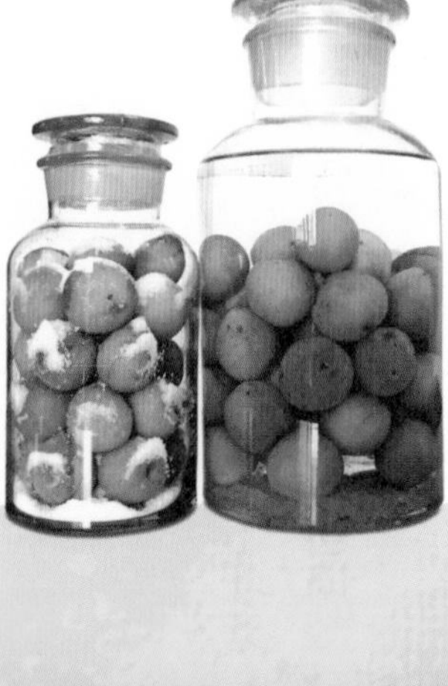

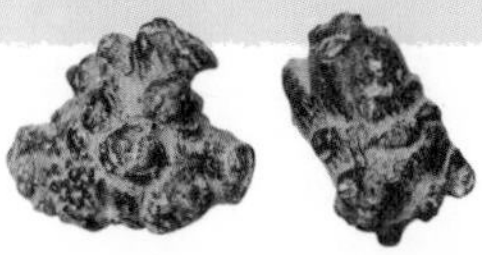

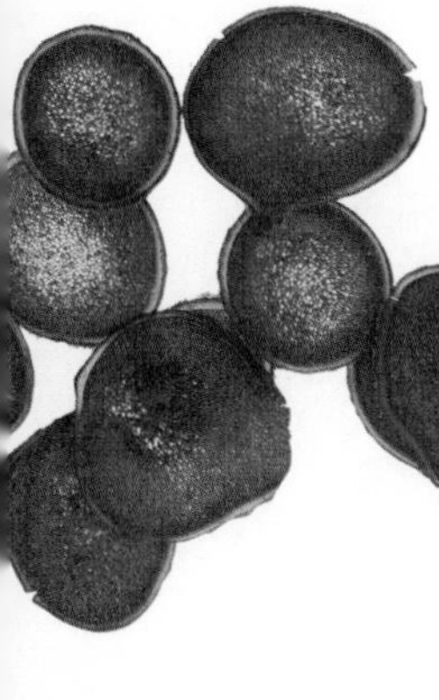

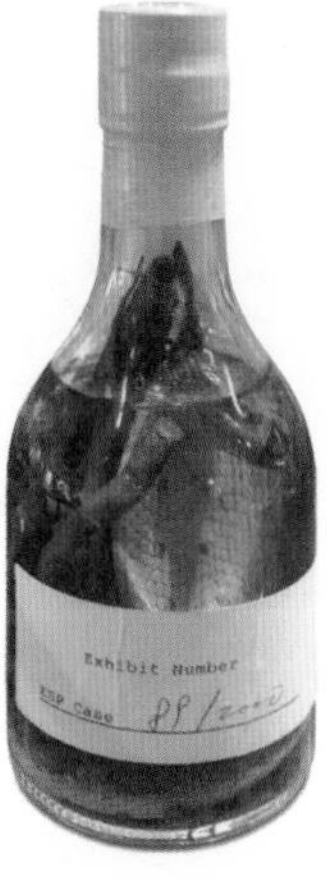

Exhibit Number

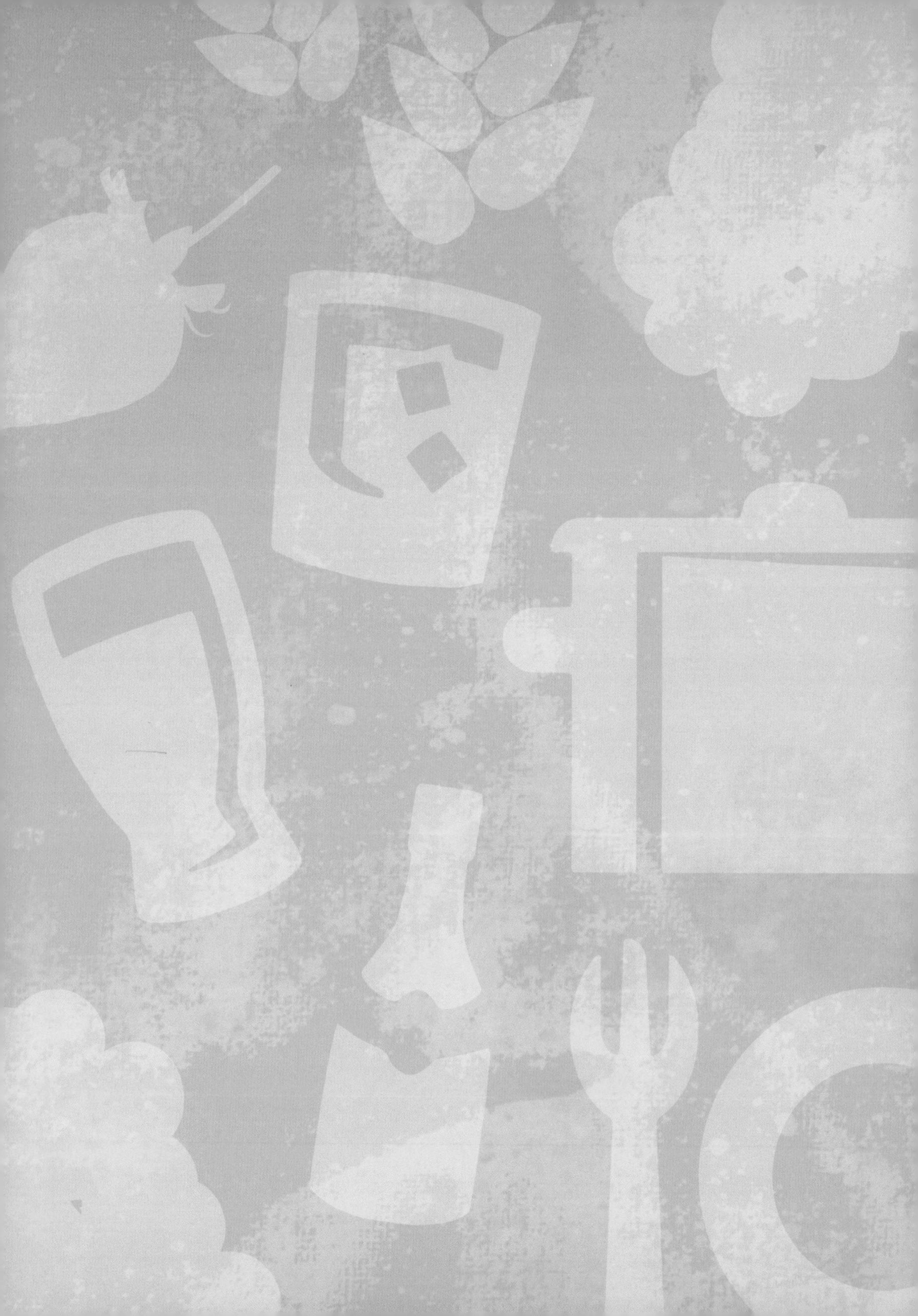

第一章

嚴選・對症酒療食譜

這樣喝酒、吃酒，
病痛快快好！

SELECT RECIPE 1

黃酒蛋花

改善失眠

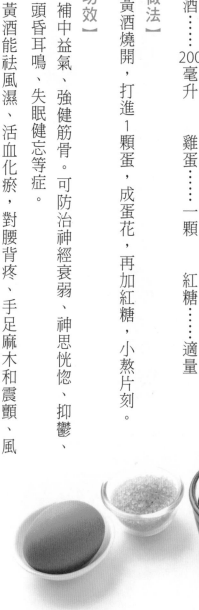

【食材】
黃酒……200毫升　雞蛋……一顆　紅糖……適量

【做法】
將黃酒燒開，打進1顆蛋，成蛋花，再加紅糖，小熬片刻。

【功效】
1 補中益氣、強健筋骨。可防治神經衰弱、神思恍惚、抑鬱、頭昏耳鳴、失眠健忘等症。
2 黃酒能祛風濕、活血化瘀，對腰背疼、手足麻木和震顫、風濕性關節炎及跌打損傷患者有益。

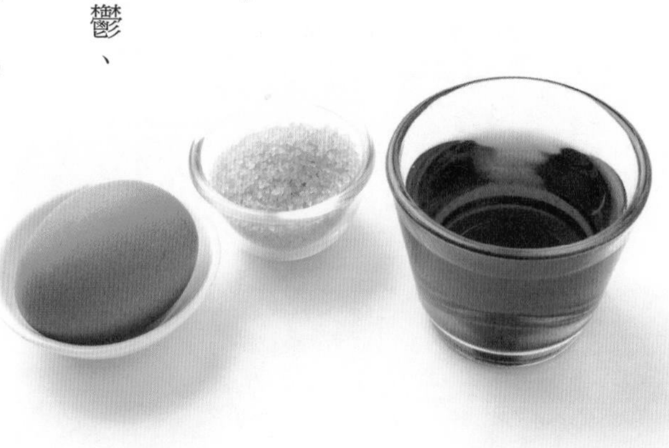

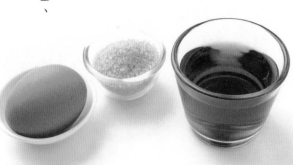

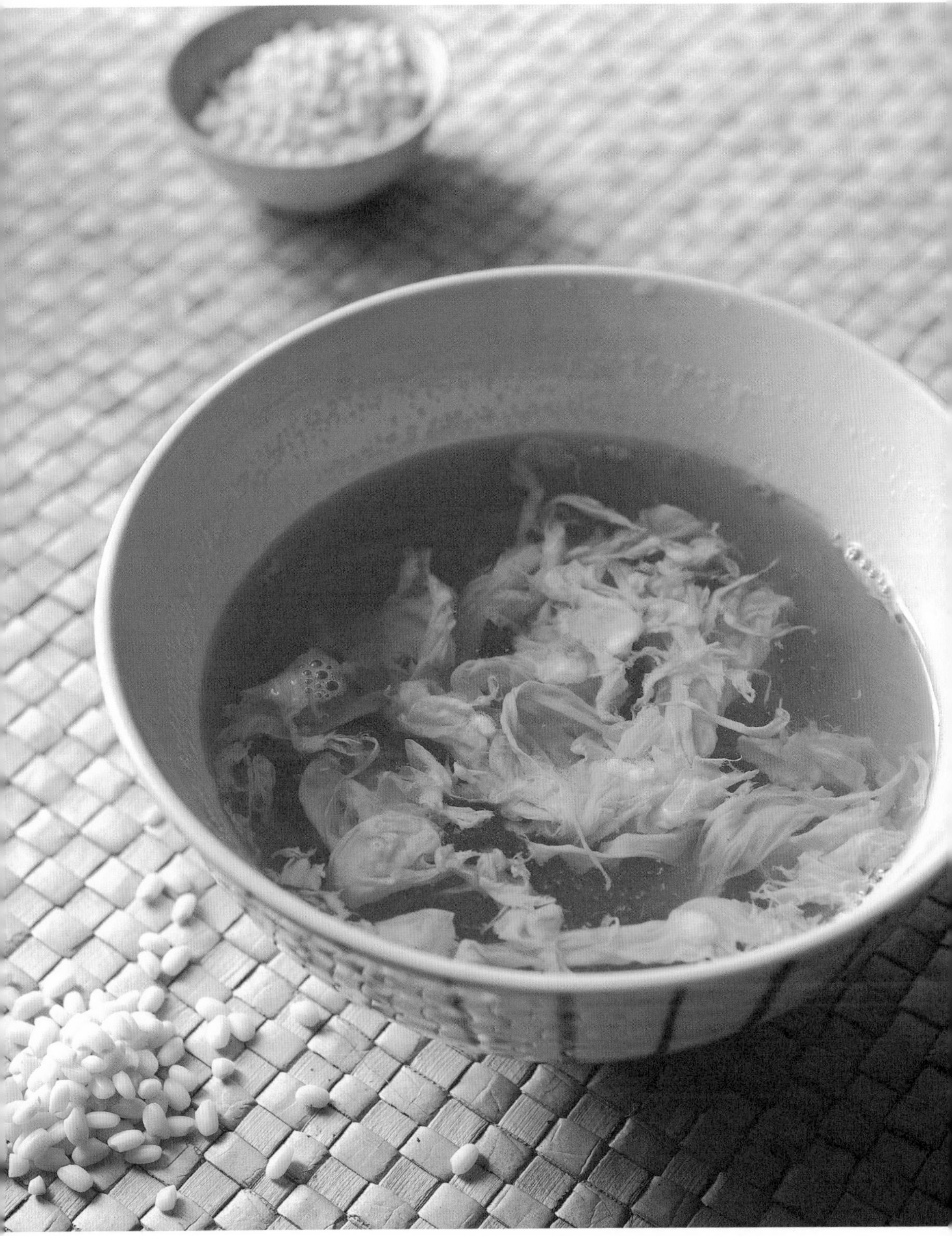

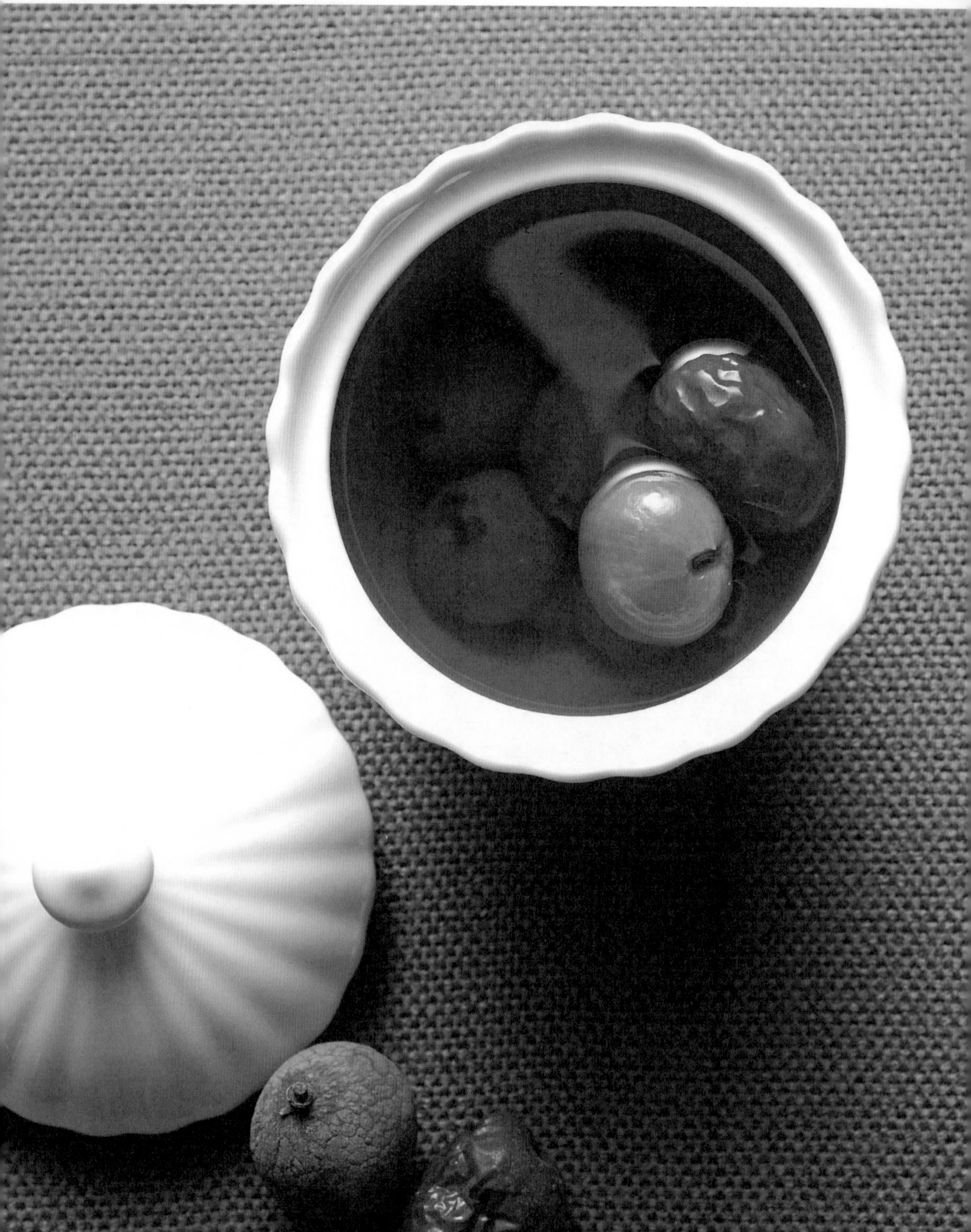

SELECT RECIPE 2

黃酒桂圓紅棗

改善月經不調

【食材】

黃酒……200毫升　桂圓……10克　紅棗……2顆

【做法】

1 將紅棗洗淨，劃刀幫助釋味。

2 將桂圓、紅棗、黃酒倒入鍋中，以小火熬煮片刻。

【功效】對體質虛衰、元氣損傷、貧血、腹瀉、婦女月經不調等有療效。

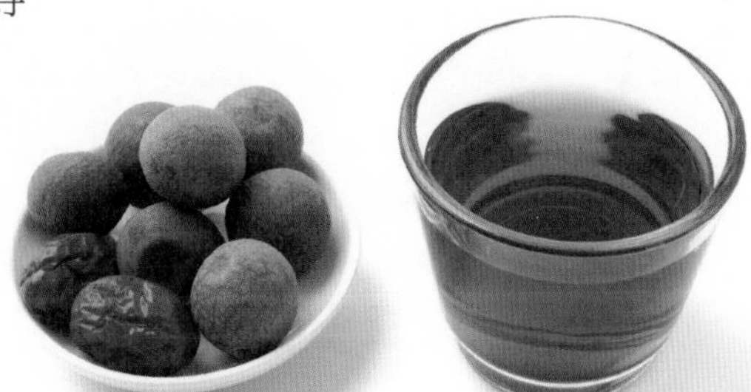

SELECT RECIPE 3

啤酒雞翅

改善疲勞

【食材】

雞中翅……8隻　啤酒……160毫升（約半罐）

醬油、薑片、白糖、鹽、胡椒粉……各適量

【做法】

1 雞翅清洗乾淨，瀝乾水分，用少量鹽和胡椒粉抓勻。

2 熱油鍋，放薑片爆香；放雞翅以小火煎。

3 倒進啤酒；加入醬油、白糖，大火煮開後轉中火煮15分鐘，再轉大火，打開鍋蓋，收汁至濃稠即可。

【功效】具有溫中補脾、益氣養血、補腎精、補精添髓等功效。適用於虛勞瘦弱、營養不良、氣血不足、面色萎黃、神疲無力者。

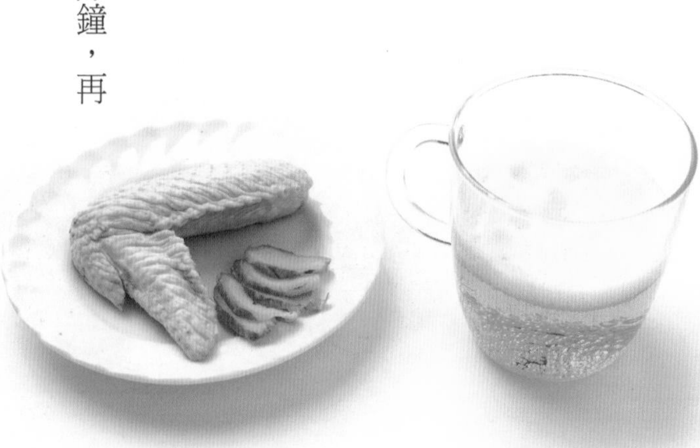

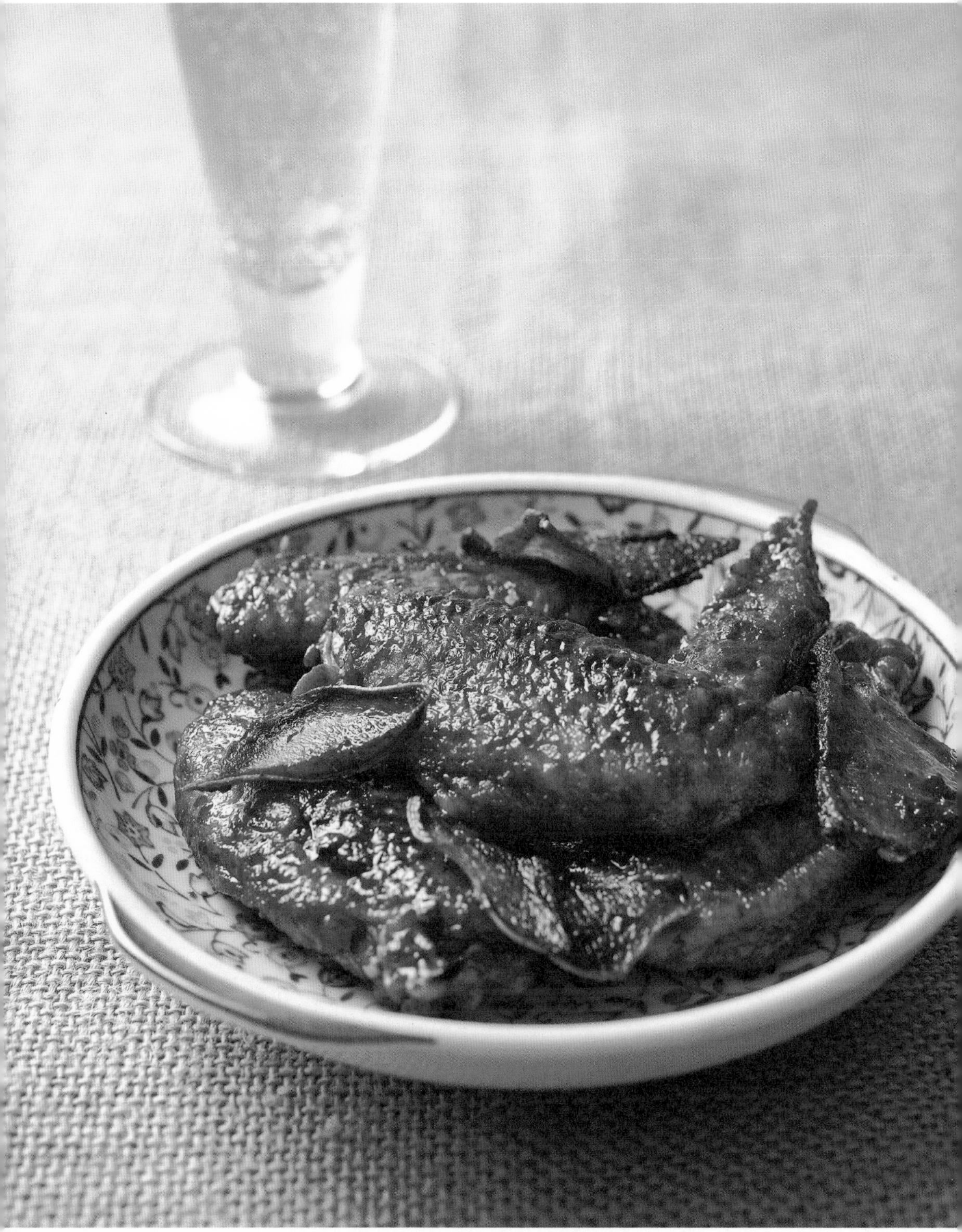

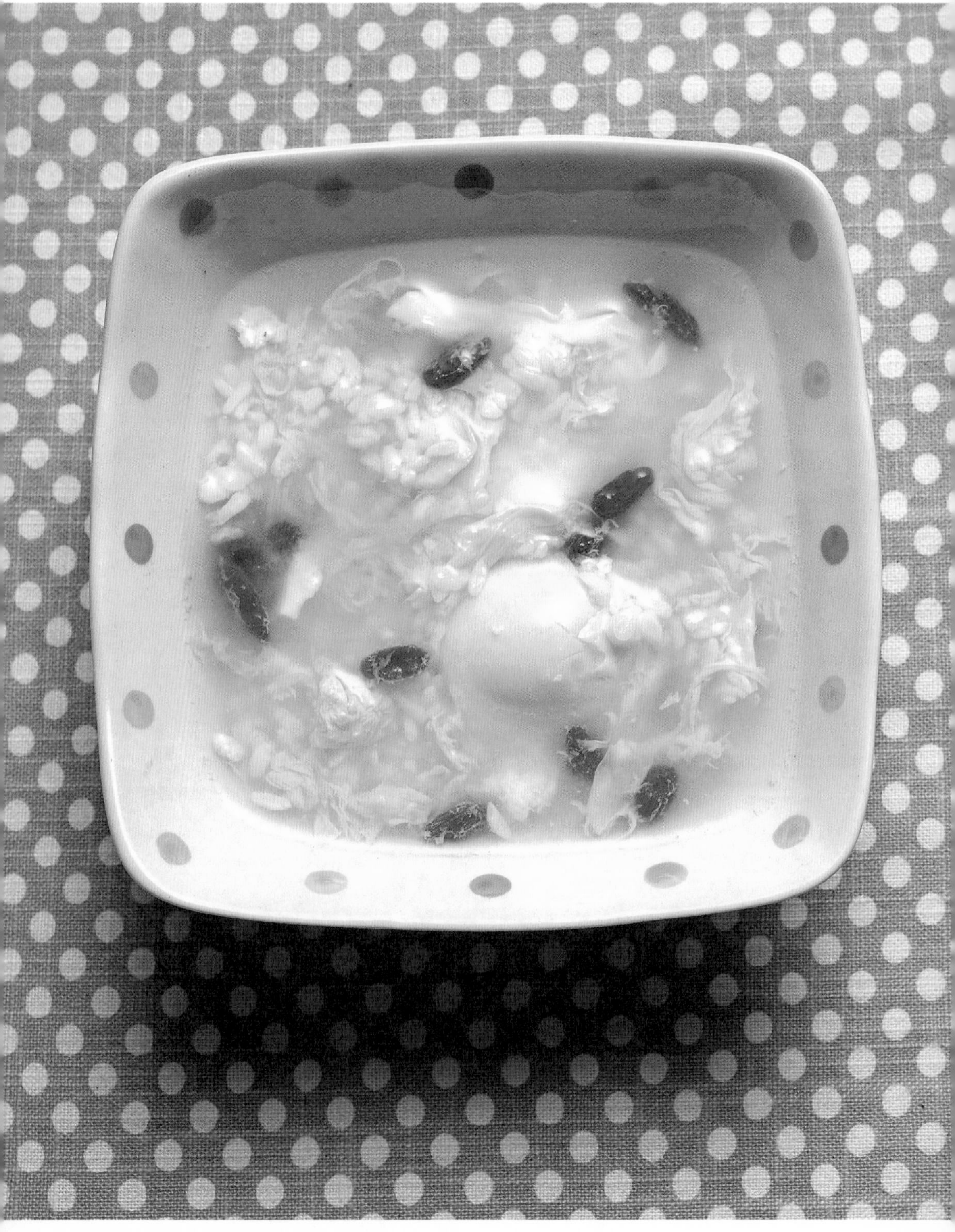

SELECT RECIPE 4

酒釀蛋

改善貧血

【食材】

雞蛋……一顆　酒釀……1大匙

【做法】

1 先將水煮沸後，打蛋入鍋，或是倒入蛋汁，做成蛋花。

2 再次滾沸時加入酒釀，即可熄火。（可依個人口感酌量放黑糖或紅糖）

3 每日可服一碗。

【功效】養顏美容，補充鐵質，可改善氣血不足、缺鐵性貧血等症。

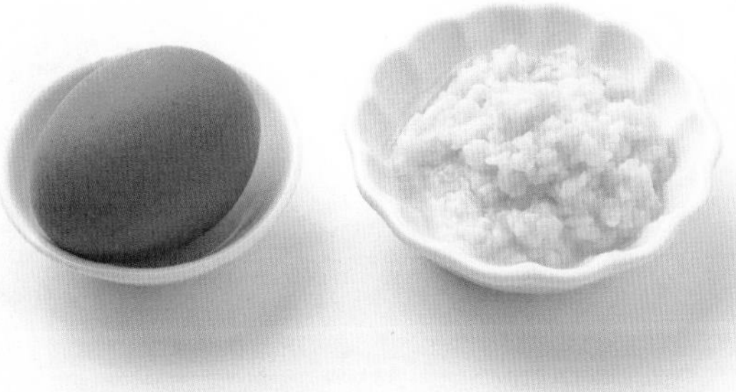

SELECT RECIPE 5

酒釀滷肉

改善腰膝酸軟

【食材】

豬胛心肉……400克　酒釀……4大匙　八角……3粒

蒜瓣……20公克　水……1.2公升

醬油……4大匙　鹽……適量

【做法】

1 豬肉洗淨，切成塊狀備用。

2 熱鍋，加入2大匙沙拉油，放入蒜瓣爆香。

3 加入步驟1的豬肉塊以中火炒至微焦。

4 加入所有調味料和酒釀、八角、水煮滾，再轉小火續滾約40分鐘即完成。

【功效】補肝腎、強筋骨。對血液循環不佳，對時常手腳麻痺酸軟的患者有改善作用。

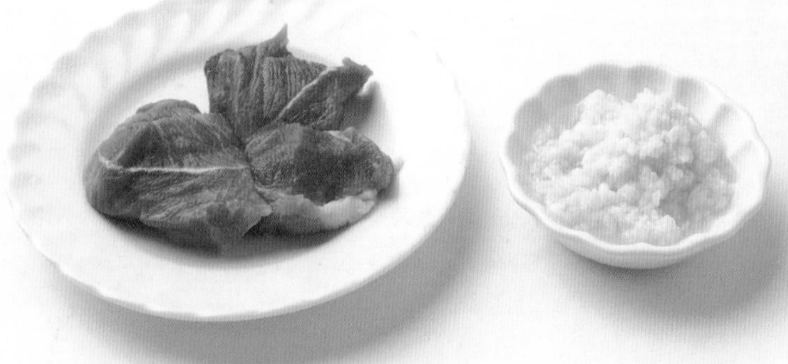

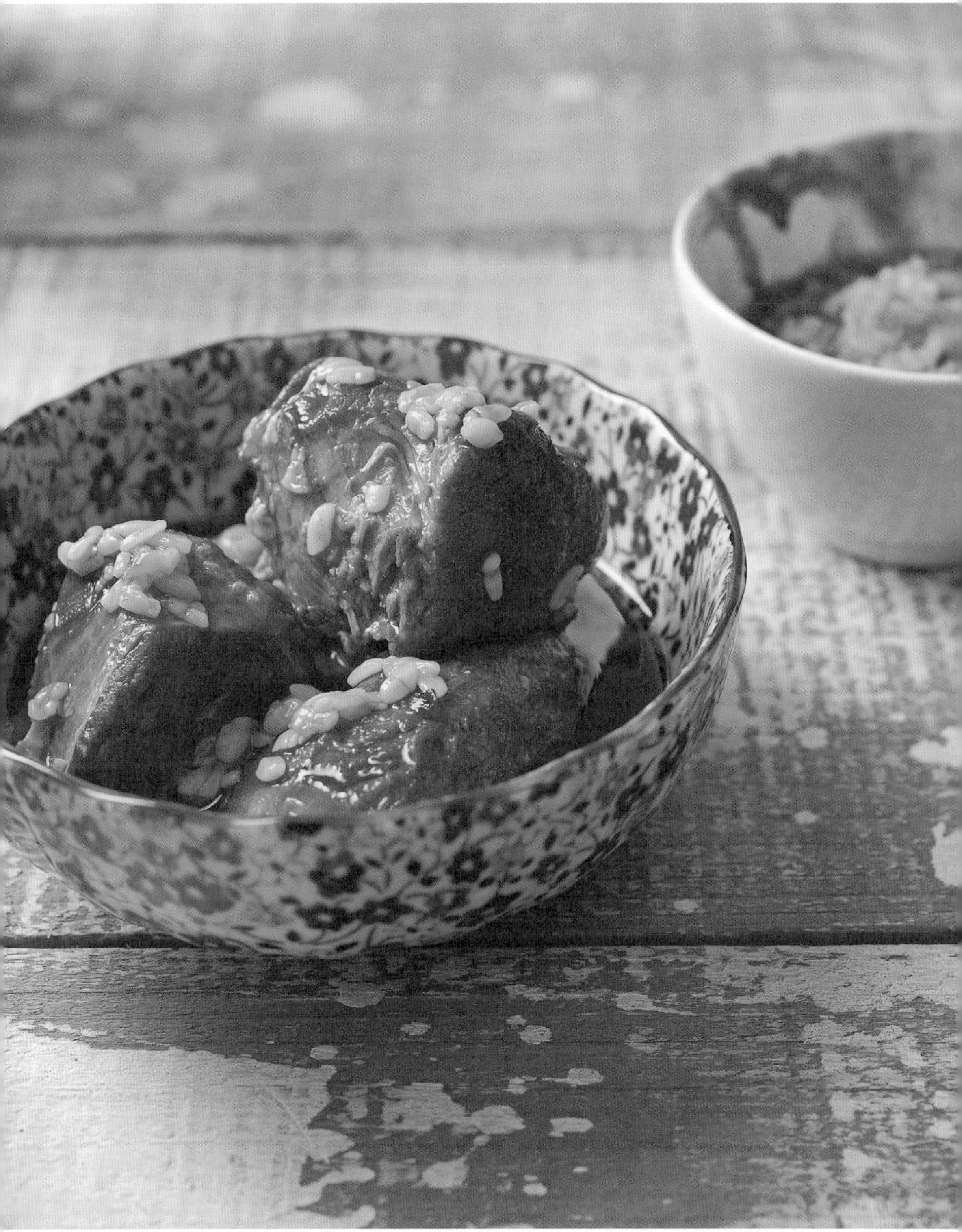

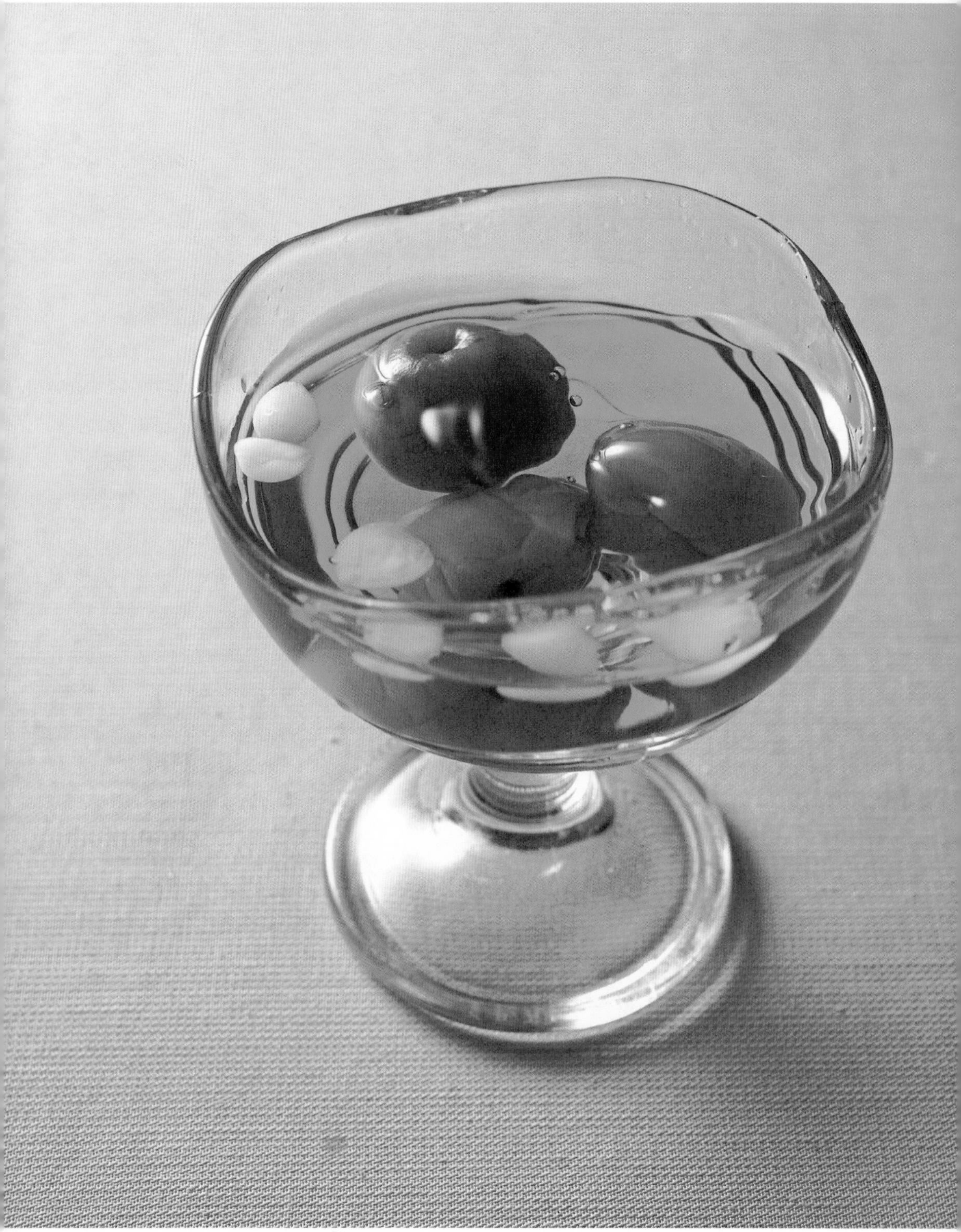

SELECT RECIPE 6

青梅杏仁酒

改善腸胃炎

【食材】

青梅……150克　杏仁……10克　米酒……500毫升。

【做法】

1 取新鮮青梅洗淨，與杏仁一同裝酒瓶中，密封浸泡30天，取酒飲服。

2 每日2次，每次1小盅。

【功效】生津止咳，斂肺澀腸。本酒據藥理實驗證明，有抗菌、抗過敏，促進膽汁排泄等作用。適用痢疾、腸炎腹瀉等，亦可促進膽囊收縮，治療慢性消化不良和膽道蛔蟲症。

【注意】梅子味極酸，多食易損齒。胃酸過多者不宜食，外感咳嗽、濕熱瀉痢等邪盛者亦忌用。

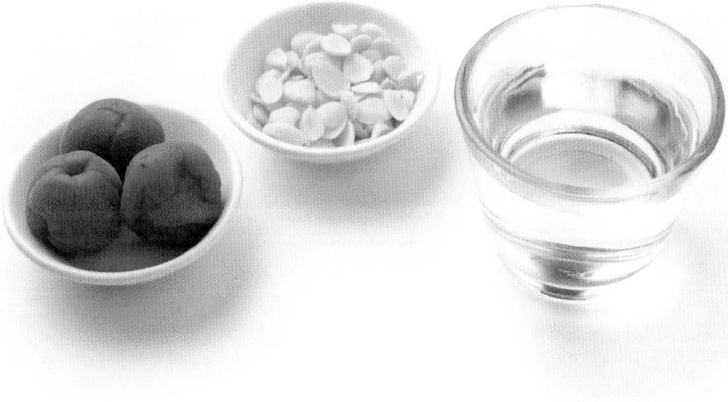

SELECT RECIPE 7

紅酒燉蘋果

改善痛經

【食材】

蘋果……400克　紅酒……1公升

【做法】

1 將蘋果去皮，切成瓣狀。

2 把蘋果放入鍋裡，倒入紅酒淹沒過蘋果。用中火燉煮蘋果15分鐘關火。

3 蘋果在紅酒中浸泡兩個小時後，即可食用。

【功效】適用於痛經。醫學研究表明，紅酒能通經活絡。如氣滯血瘀型痛經病人適量飲點紅酒能疏通經絡，擴張血管，使平滑肌鬆弛，緩解痛經；對氣血虧虛型的痛經症，中醫認為，甘溫能補能緩，因紅酒辛甘性溫，有溫陽補血、緩急止痛的功效；對寒濕凝滯的痛經症，可以起到散寒祛濕、活血通經的作用。

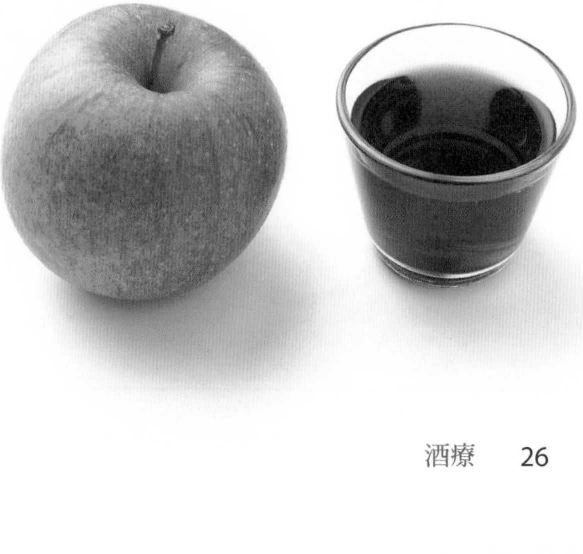

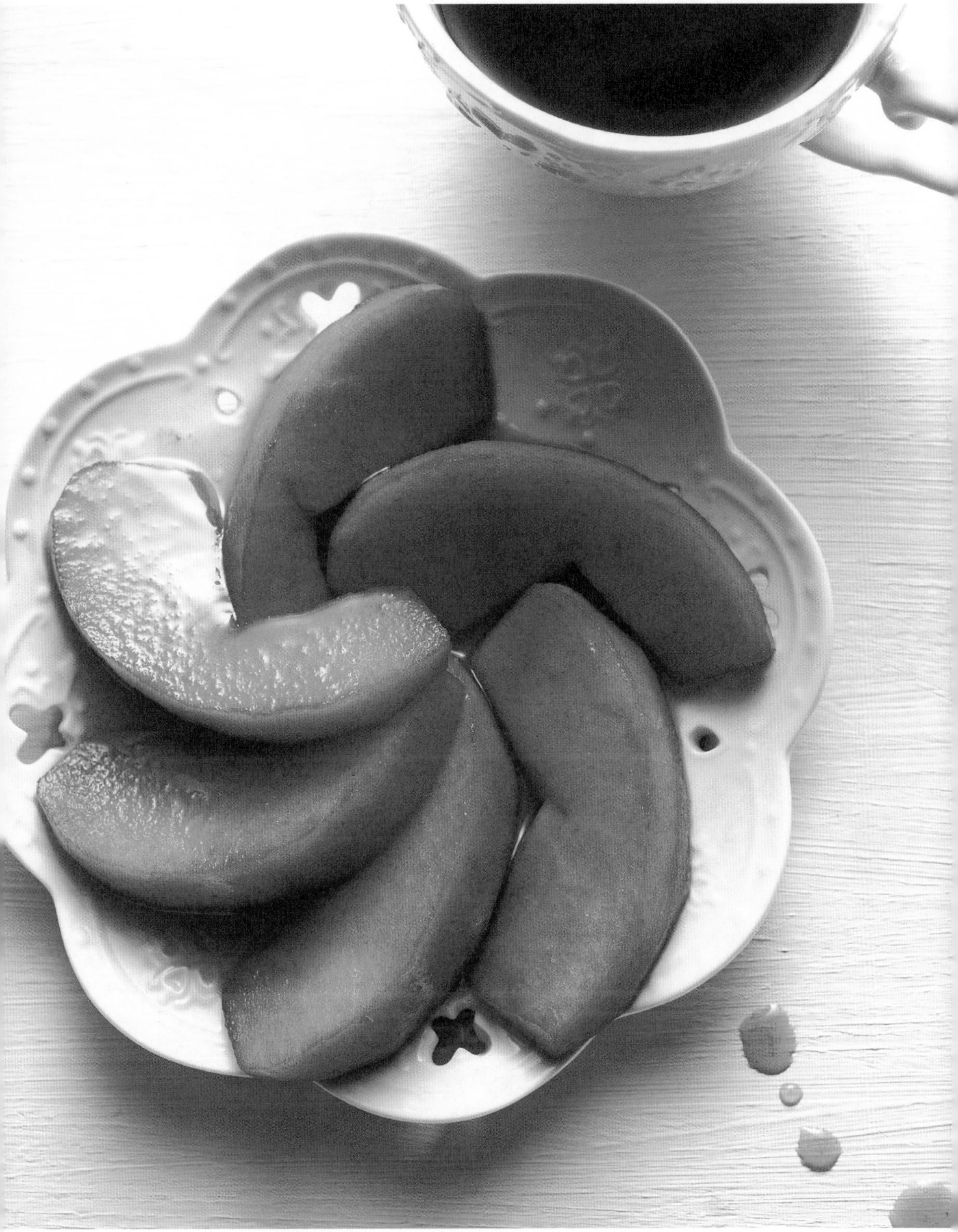

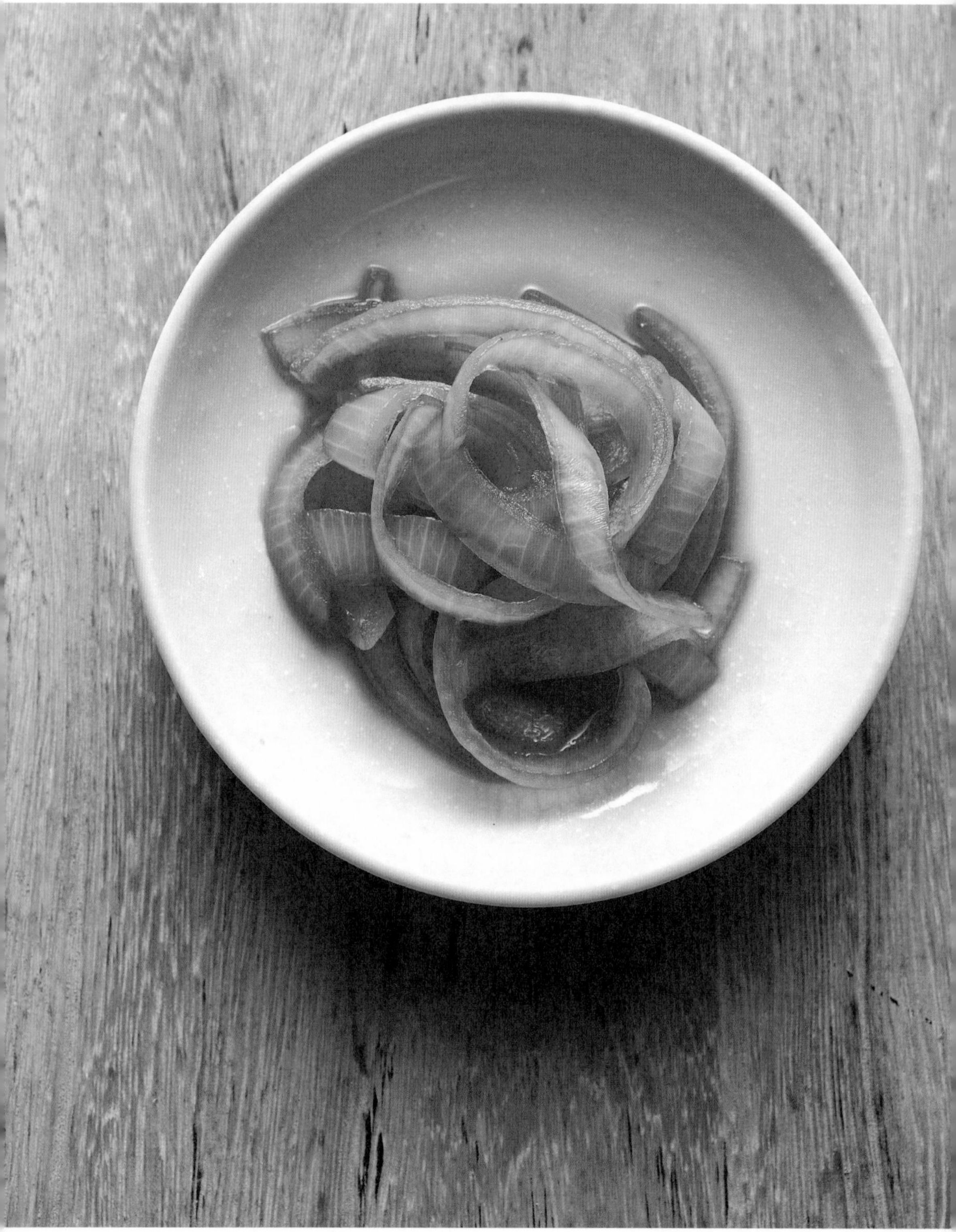

SELECT RECIPE 8

紅酒泡洋蔥

改善高血脂

【食材】

紅葡萄酒……500毫升　洋蔥……2個

【做法】

1 將洋蔥切成細條或小塊，裝入玻璃瓶中，倒入紅葡萄酒，蓋好密封，存入冰箱冷藏。

2 6天後即可開始飲用，每次喝50毫升，每天喝1～2次，將浸過的洋蔥一起食用效果更好。

【功效】洋蔥能抑制肝癌和結腸癌細胞的生長。研究表明，洋蔥是目前唯一含有前列腺素A的蔬菜，還含有硫基胺基酸等物質，而紅酒有擴張血管、降血脂等作用。

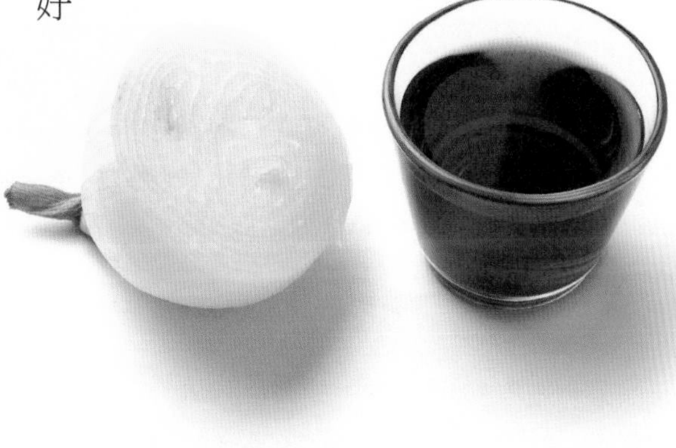

SELECT RECIPE 9

蜂蜜糯米酒

改善胃病

【食材】

蜂蜜……1.2公斤　糯米……120克

乾麴……150克　冷開水……1.5公升。

【做法】

1 將糯米蒸煮至半熟，瀝乾水分。

2 加入蜂蜜、乾麴和冷開水，一同盛瓷罐內密封陳釀。

3 適合佐餐飲用，每日150～200毫升。

【功效】

1 補腎養胃、美容養顏。

2 長期飲用能促進睡眠和新陳代謝，因此有延緩衰老功效。

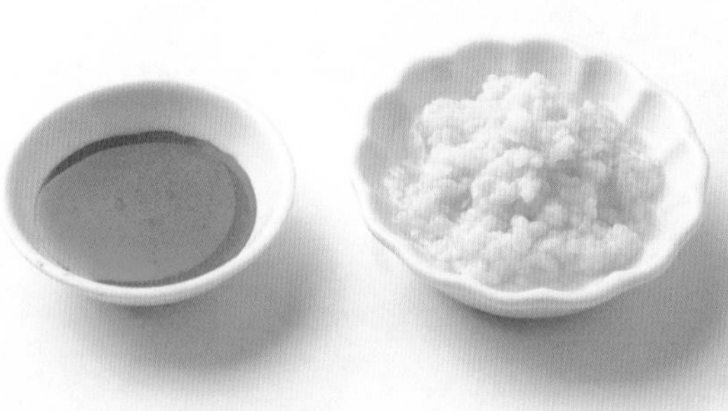

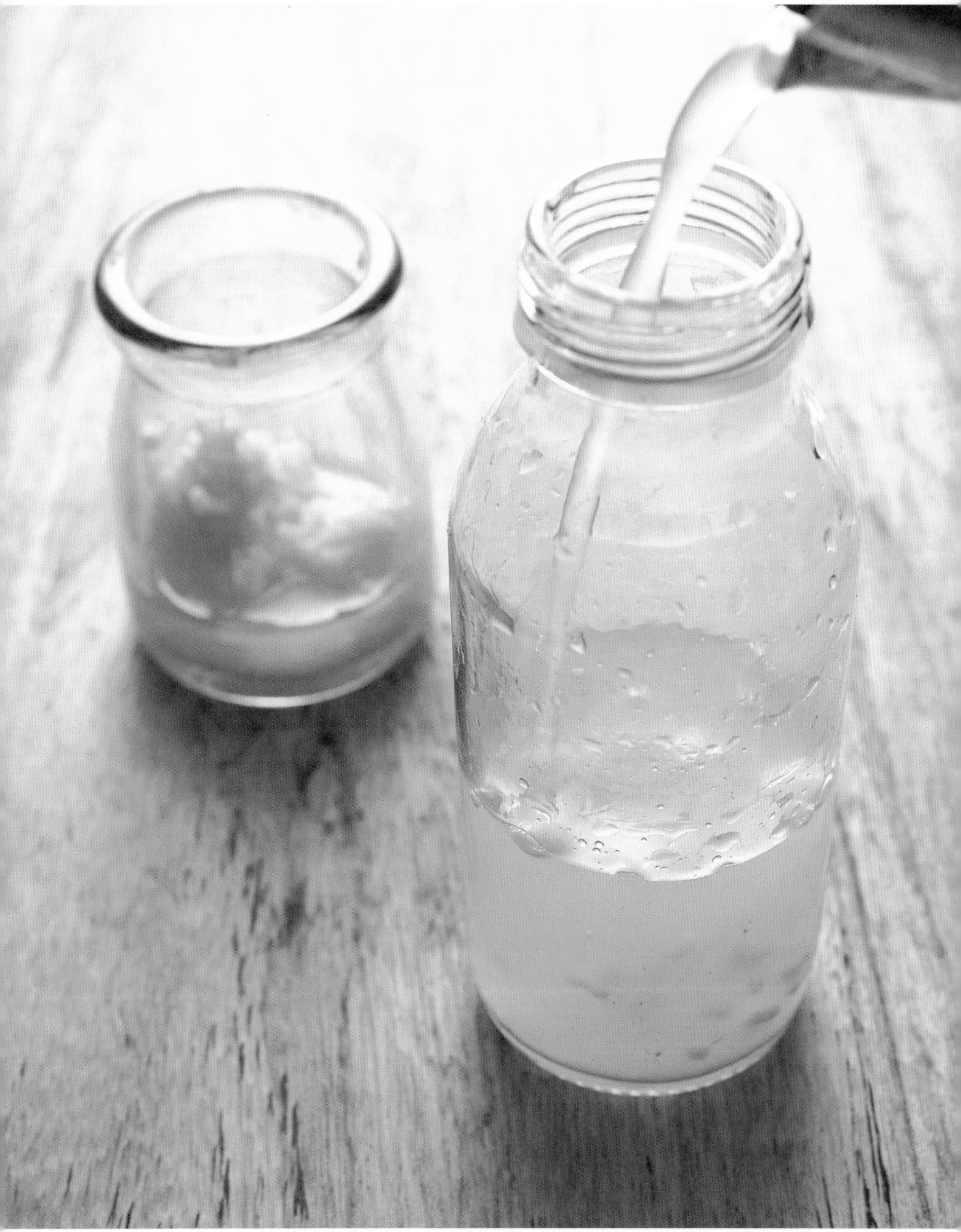

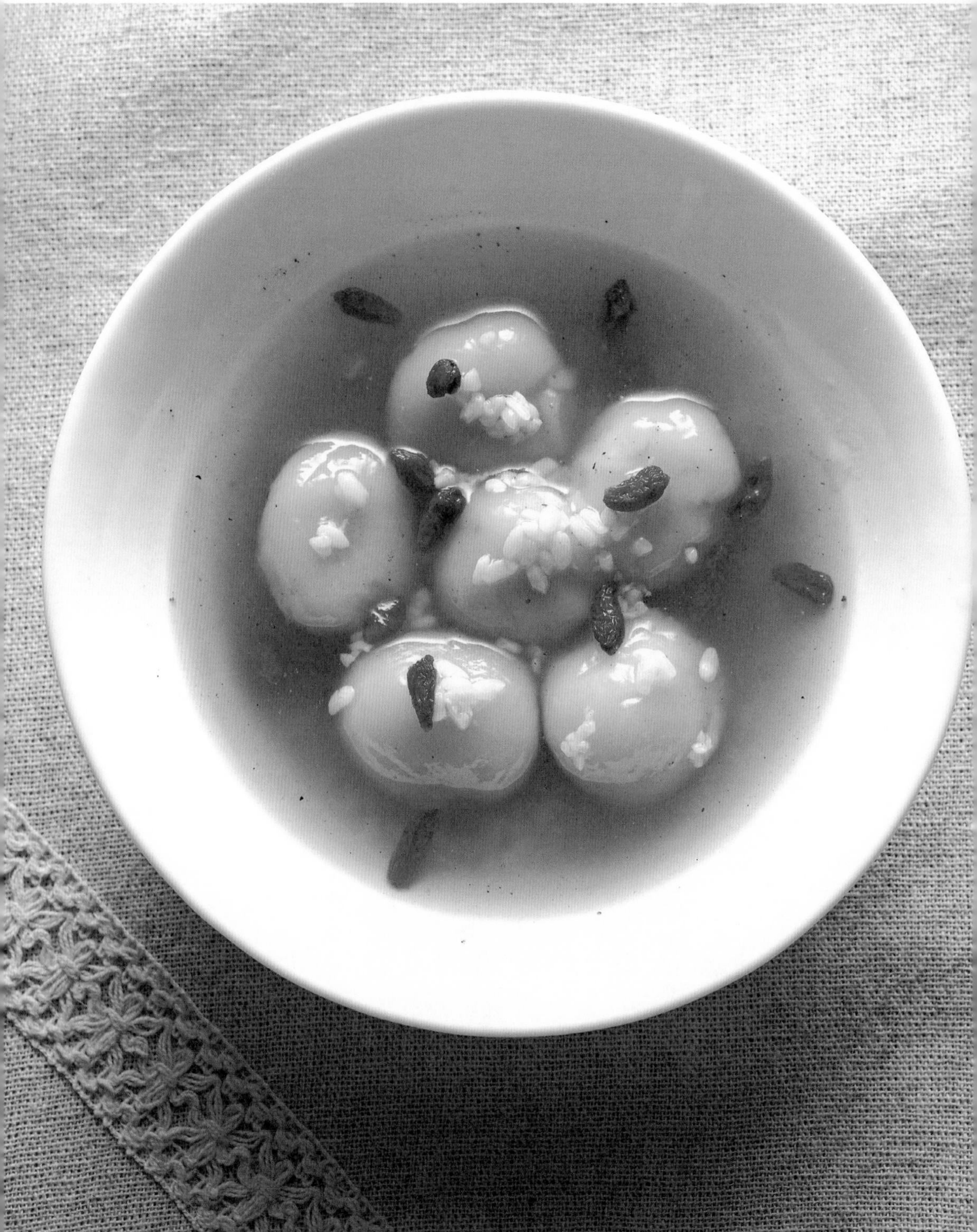

SELECT RECIPE 10

酒釀芝麻湯圓

豐胸暖身

【食材】
芝麻湯圓……10顆　酒釀……4大匙
黑糖……100克　水……1.5公升

【做法】
1 先將水煮滾，加入黑糖至完全溶解。
2 轉為中火，下湯圓，不時輕輕攪拌以免黏鍋。
3 待湯圓膨脹浮起後，加入酒釀，再用小火煮約3分鐘即完成。

【功效】酒釀自古是豐胸發奶的佳品，能促進生長發育。黑芝麻性溫，可加強禦寒保暖功能，適合冬日四肢易冰冷者食用。

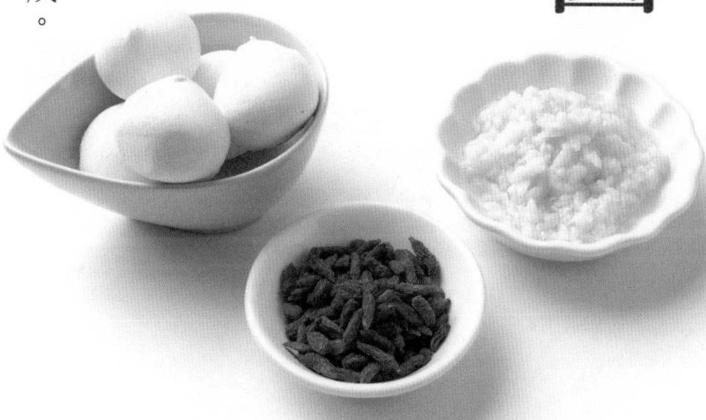

SELECT RECIPE 11

五加皮釀

改善風濕

【配方】
五加皮……50克　糯米……500克。

【做法】
1 五加皮洗淨，加水適量泡透，煎煮。每30分鐘取煎液一次，共取兩次。
2 再將煎液與糯米共同燒煮，做成糯米乾飯，待冷。
3 加酒麴適量，拌勻，發酵成為酒釀。每日隨量佐餐食用。

【功效】本方源於《本草綱目》。能祛風濕，壯筋骨，促進氣血運行。適用風濕性關節炎等。

【注意】陰虛火旺者慎服。

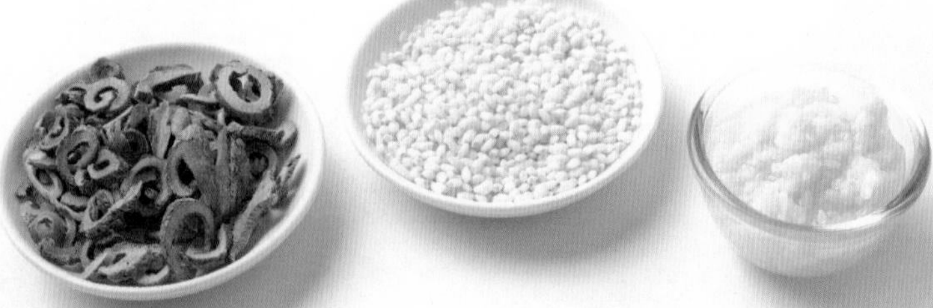

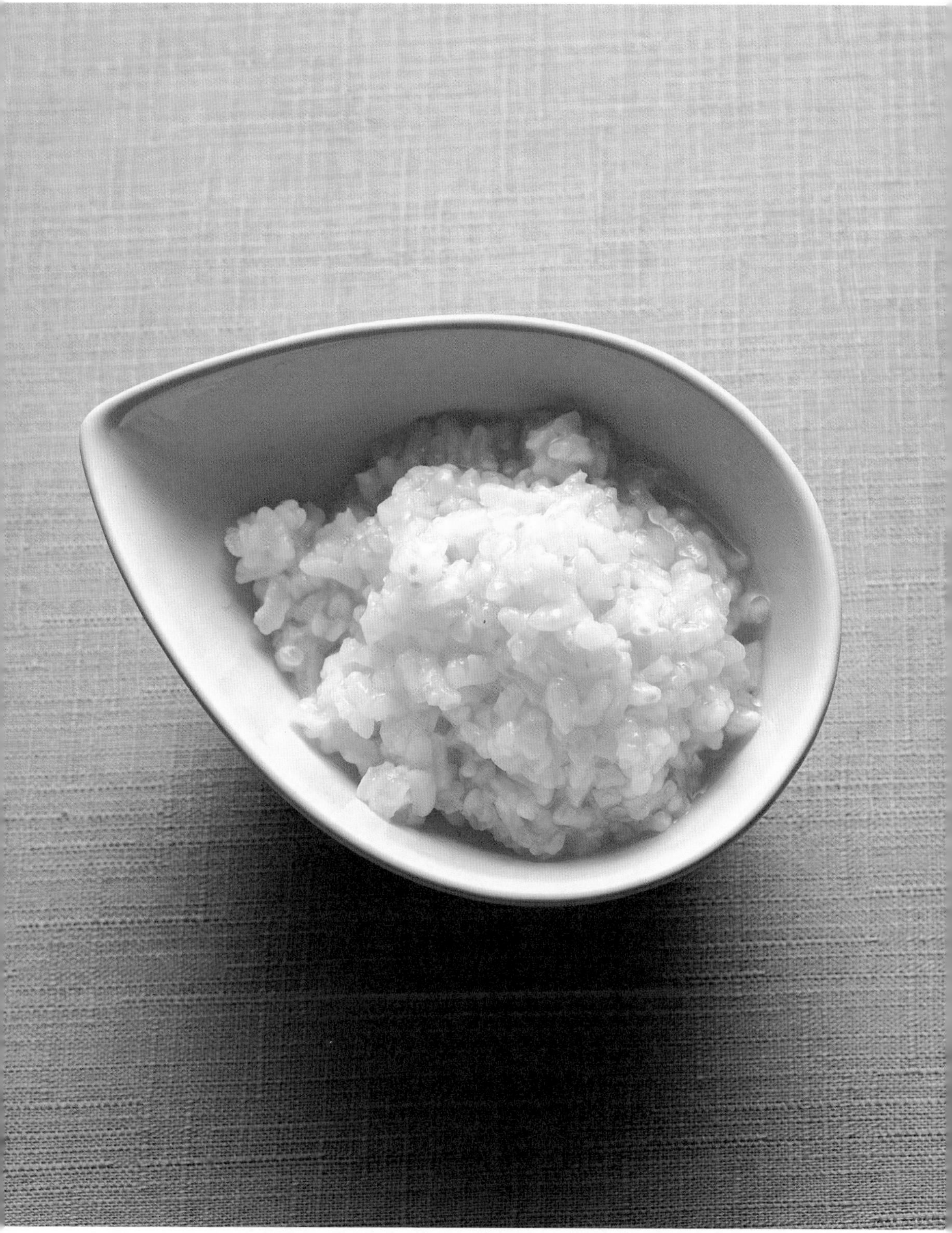

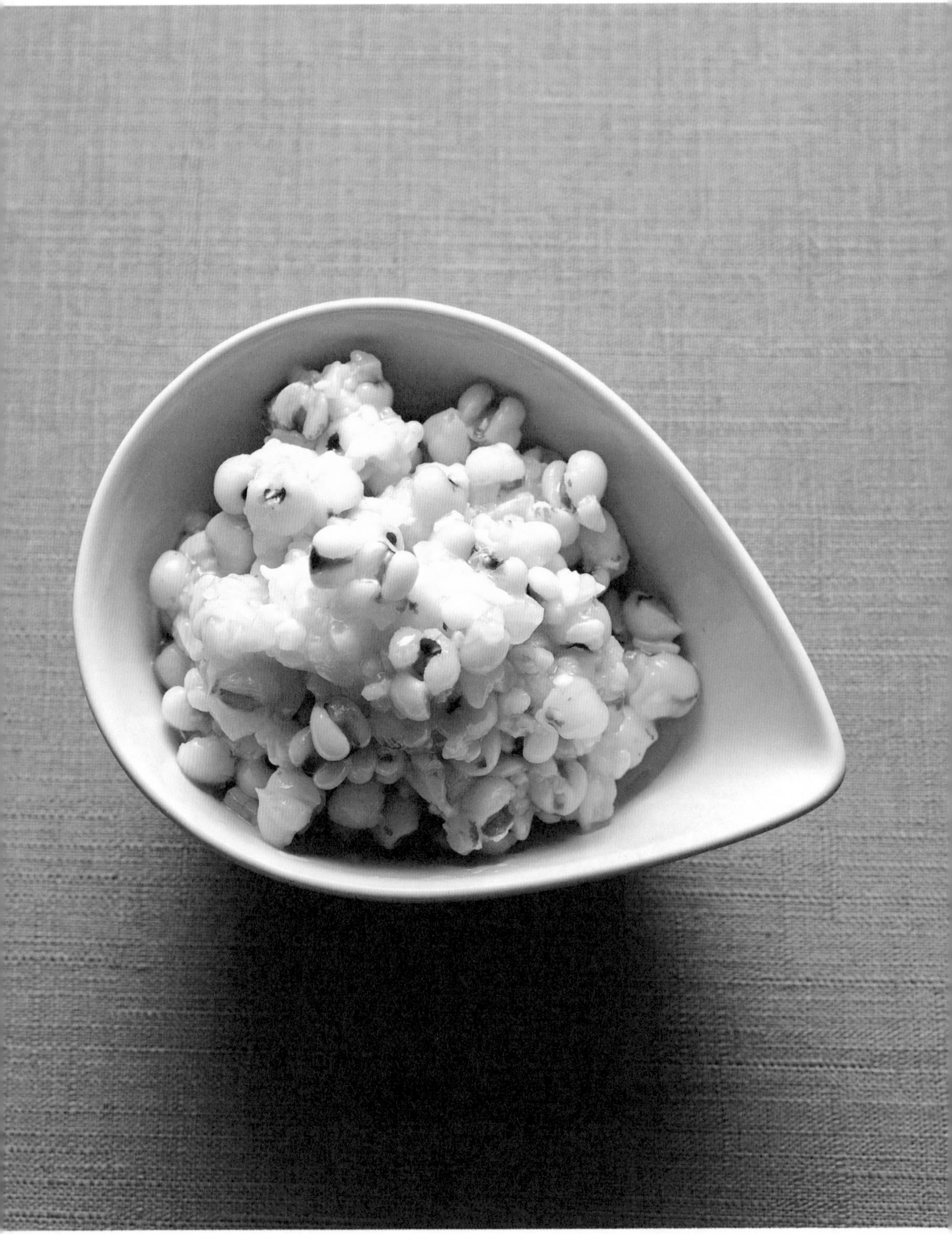

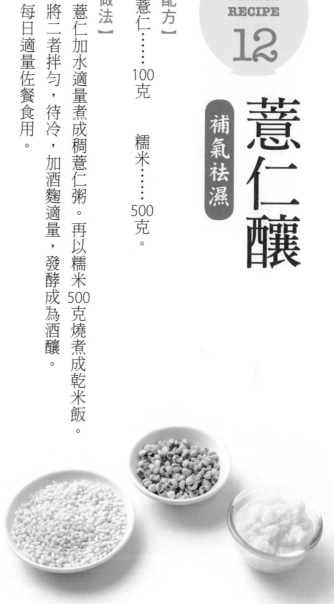

SELECT RECIPE 12

薏仁釀

補氣祛濕

【配方】

生薏仁……100克　糯米……500克。

【做法】

1 薏仁加水適量煮成稠薏仁粥。再以糯米500克燒煮成乾米飯。

2 將二者拌勻，待冷，加酒麴適量，發酵成為酒釀。

3 每日適量佐餐食用。

【功效】本方源於《本草綱目》。有健脾胃，去風濕，強筋骨之效。方中薏仁具有利水滲濕、除痺作用，配合糯米補中益氣，使之提高療效。

【注意】脾約症狀大便困難及孕婦慎服。

SELECT RECIPE 13

藍莓萊姆酒

強化心臟

【配方】

藍莓……400克　萊姆酒……200毫升

糖……80克（依個人口感酌量添加）

【做法】

1 藍莓洗淨後瀝乾水分，裝入乾淨瓶中。

2 如要加糖，可先鋪一層藍莓，再鋪一層糖。倒入萊姆酒後將瓶罐封口，發酵一個半月即成。

3 過濾去渣，即可飲用。用法不拘時，適量飲服。

【功效】美容養顏、補益滋養，並對一些慢性病有輔助治療作用。對患有神經衰弱、失眠、性功能減退、慢性支氣管炎、高血壓、心臟病等慢性疾病患者，大有裨益。

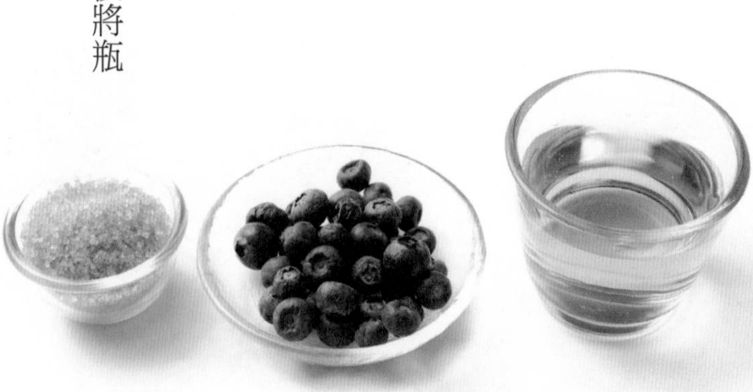

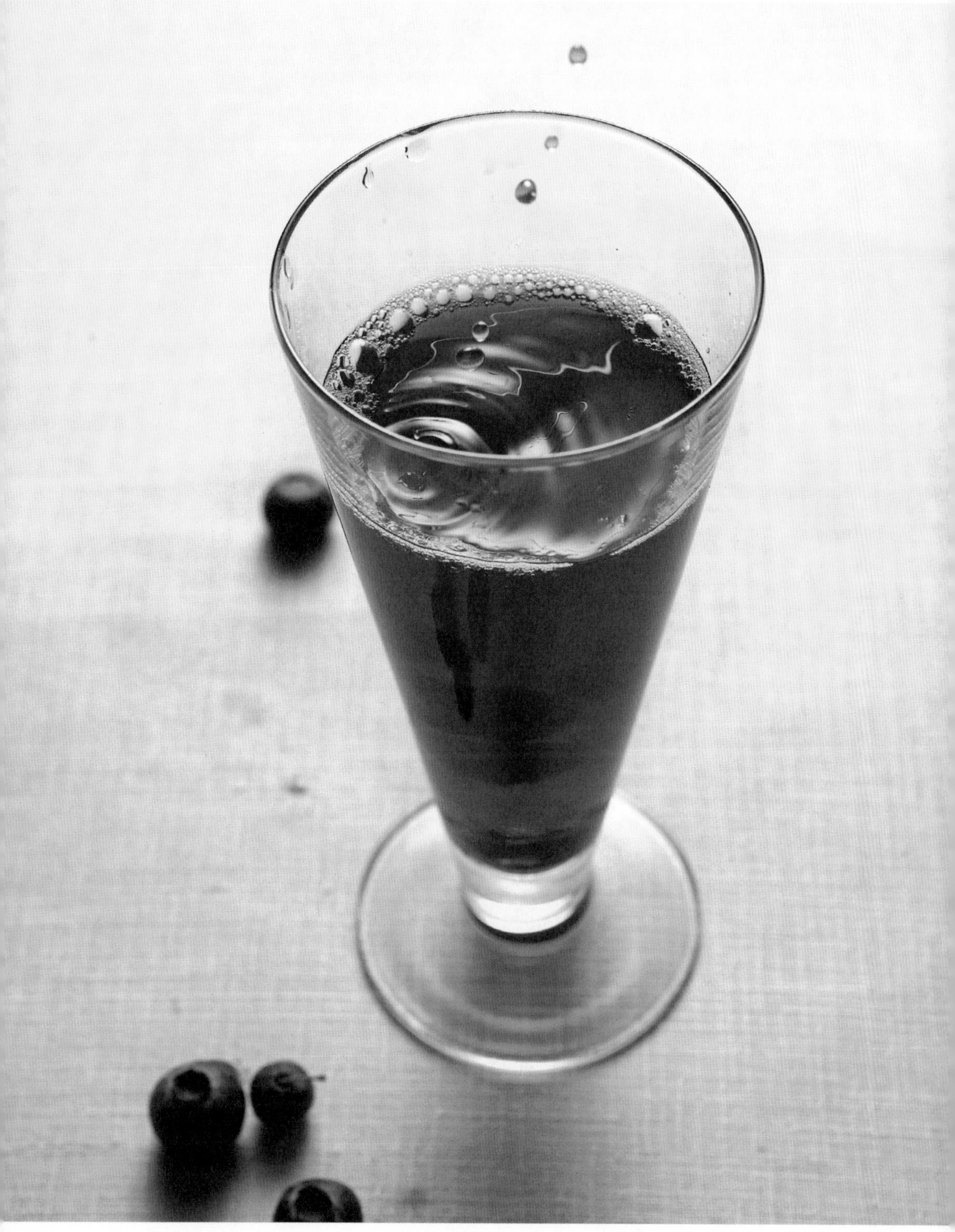

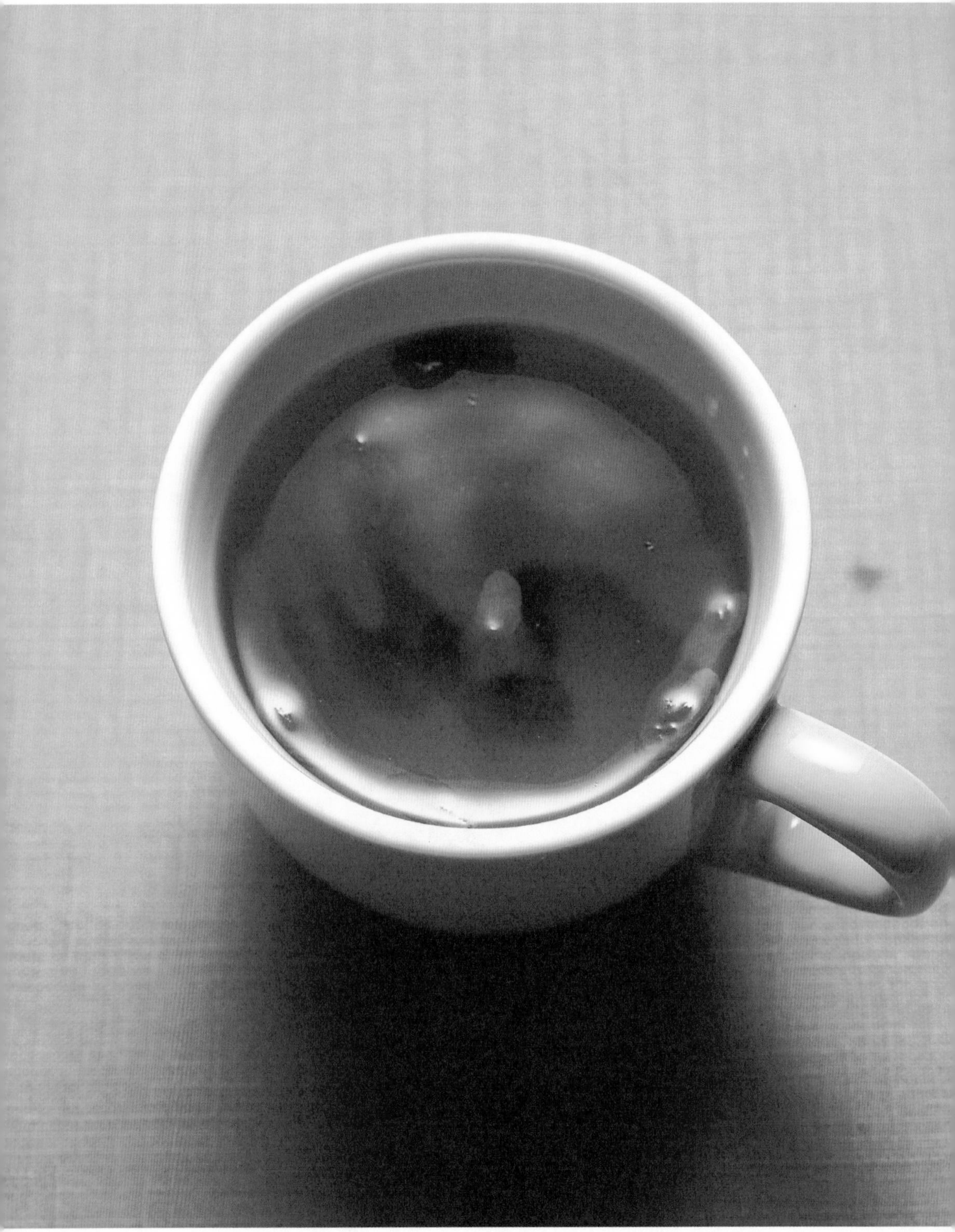

SELECT RECIPE 14

枸杞酒

調節免疫系統

【配方】

枸杞……200克　威士忌……800毫升　紅棗……適量

【做法】

1 將枸杞洗淨後瀝乾水分並曬乾。
2 將曬乾的枸杞碾碎，使種子露出。
3 將枸杞放入瓶中，倒入威士忌，可依口感加適量紅棗增添甜味，加蓋密封。浸泡1個月後，即可飲用。
4 一日可飲2次，每次飲服10毫升。

【功效】中醫學認為枸杞為「上藥」，可益氣健胃、補腎強精、消除疲勞，有增強免疫力的效果。但枸杞含糖量較高，糖尿病患需酌量食用。

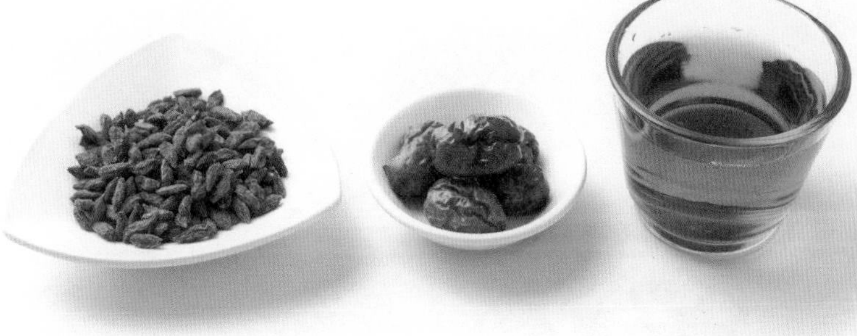

SELECT RECIPE 15

雙紅酒釀糯米粥

改善食物過敏

【配方】

紅棗……6顆　糯米……150克　紅糖……2小匙

酒釀……兩大匙　開水……400毫升

【做法】

1 糯米洗淨後，用水浸泡半小時，再瀝去水分。

2 將紅棗切開備用，煮時容易入味。

3 將糯米、紅棗、開水倒入鍋內，以大火煮至滾沸後，加入酒釀和紅糖，再轉小火熬煮2到3分鐘，將米粒煮成濃稠粥狀。

【功效】酒釀含有天然酵母菌，食用酒釀可使腸道菌種平衡，加快腸道蠕動。對食物過敏患者來說，能提升腸胃功能，改善過敏症狀。但若是對酵母過敏者，則不建議食用。

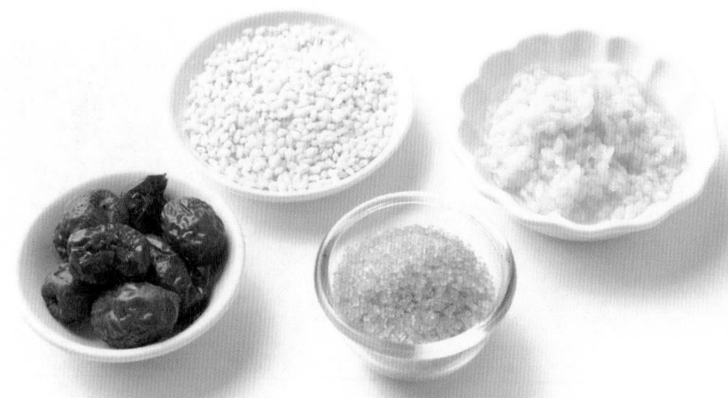

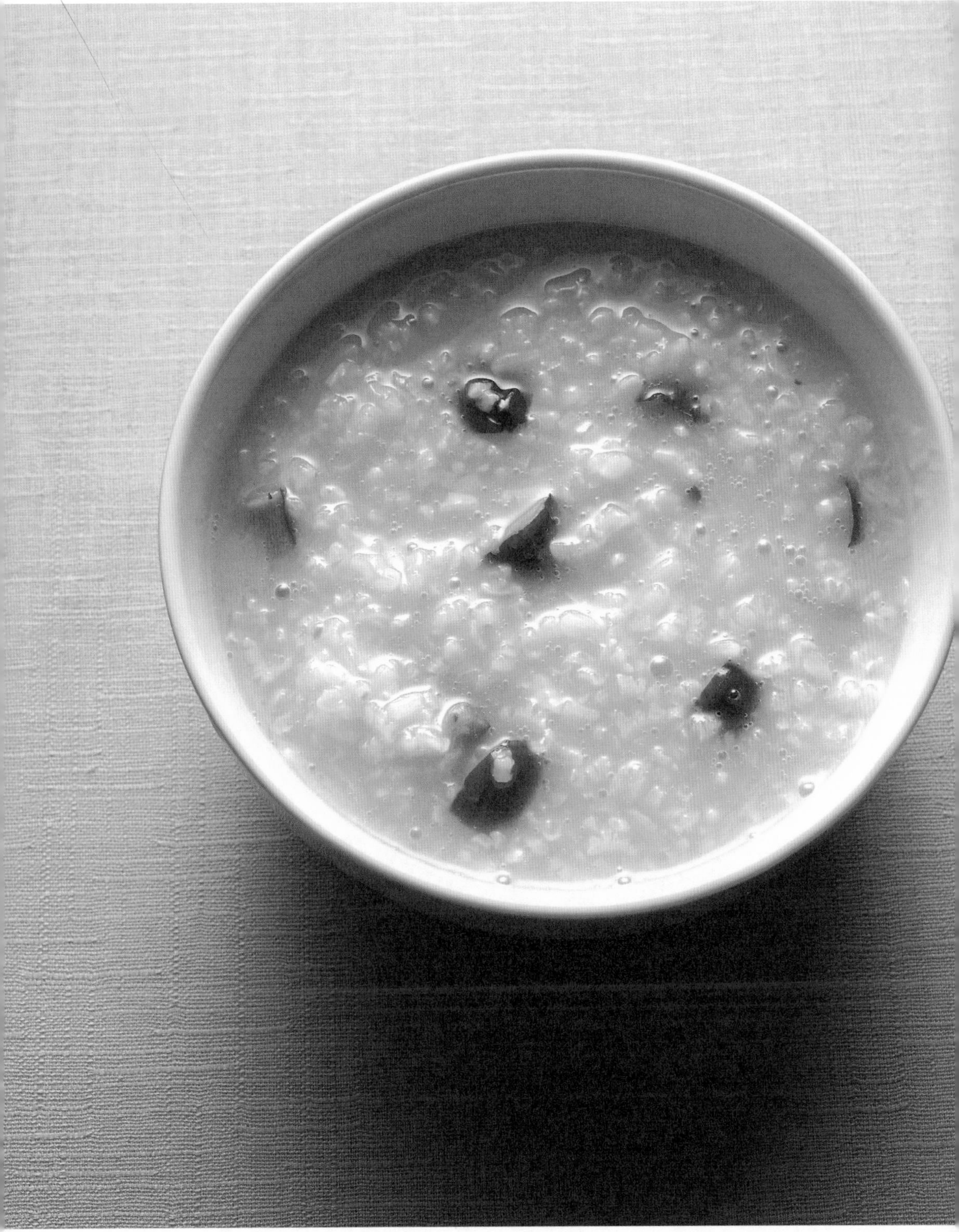

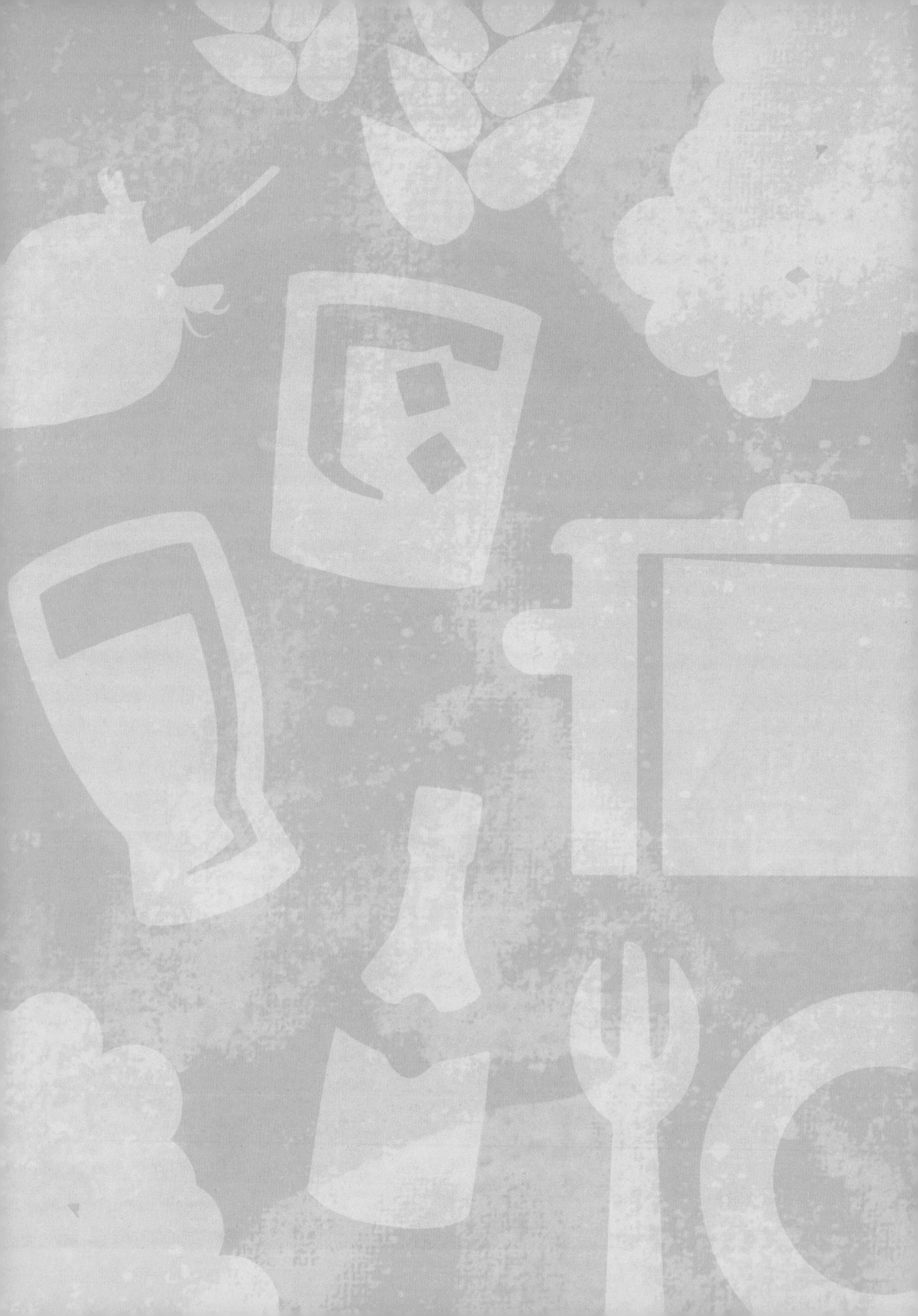

第二章

喝酒之前

中醫專家細說酒療之道，
適量飲酒，對症療疾，
以酒養生保健康！

悠久的釀酒歷史

遠古時代，農業尚未興起，先祖們過著女採野果、男狩獵的生活。有時，採摘的野果食用不完，便儲存起來，因沒有保鮮方法，野果裡含有的發酵性糖分與空氣中的黴菌、酵母菌結合，就會發酵，生成含有酒香氣味的果子。這種自然發酵現象，使祖先有了發酵釀酒的模糊概念，日久天長，便累積了以野果釀酒的經驗。

而後，六千年前的新石器時期，人們開始從事簡單的農業活動，播種植物的果實、種子。然而粗陋的生存條件難以妥善地儲存糧食，只能堆積在潮濕的山洞裡或地窖中，時日一久，糧食發霉發芽。霉變的糧食浸在水裡，經過天然發酵成酒，這便是天然糧食酒。飲之，芬芳甘冽。又經歷上千年的摸索，逐漸發明了人工釀酒。據考古發現，龍山文化遺址中，已有許多陶製酒器。

考古學者於殷墟河南安陽小屯村出土了商朝武丁時期（西元前一千二百多年前）的墓葬，在近二百件青銅禮器中，各種酒器約佔70％，可見當時飲酒之風已經相當盛行。此外，中國甲骨文中早就出現了「酒」字和與酒有關的醴、尊、酉等字。從中可以證明酒的存在之久。中國第一部詩歌總集《詩經》中有「即醉以酒，即飽以德」（《大雅．即醉》）的詩句；《周易》、《禮記》、《左傳》等典籍中，關於酒俗的記載更多，如「酒者可以養老也」（《禮記》）、「酒以成禮」（《左傳》）等。這說明酒存在著多種用途，是生活習俗中的必需品。

美麗的製酒傳說

相傳，酒是夏王杜康發明的。有一天，杜康想研製一種可以喝的東西，可是冥思苦想就是想不出製作方法，晚上睡覺時，夢見一個鶴髮童顏的老翁來到他面前，對他說：「你以水為源，以糧為料，再在糧食泡在水裡第九天的酉時找三個人，每人取一滴血加在其中，即成。」說完老翁就不見了。杜康醒來就按照老翁說的製作。他在第九天的酉時（5～7點）到路邊尋找三人。一個文質彬彬的書生；一位威武英氣的將軍；一個無親無故的乞丐。有了這三滴血，杜康終於製作成了，可是，叫什麼名字呢？他一想，這飲品裡有三個人的血，又是酉時滴的，就寫作「酒」吧，怎麼念呢？這是在第九天做成的，就取同音，念酒（九）吧。因此，後世將杜康尊為酒神，製酒業則奉杜康為祖師爺。

周代釀酒的技術已發展成獨立的、且具相當規模的手工業作坊，並設置有專門管理釀酒的「酒正」「酒人」「郁人」「漿人」等官職。《周禮》有「醫酒」的記載，還記載著釀酒的六要訣：秫稻必齊（原料要精選），麴蘗必時（發酵要限時），湛熾必潔（淘洗蒸者要潔淨），水泉必香（水質要甘醇），陶器必良（用以發酵的窖地、瓷缸要精良），火齊必得（釀酒時蒸烤的火候要得當），把釀酒應注意之點都說到了。實踐中，人們逐漸懂得酒是良好的溶媒，它能把水不能溶解的成分溶解出來。酒問世後，繼而又有複合成分的食用酒和藥用酒出現。

自夏朝之後，經商周、秦漢，以至於唐宋，皆是以果實、糧食蒸煮，加麴發酵，壓榨後才產出的果酒或米酒。隨著釀酒工藝的進步，改而成為蒸煮、麴酵、餾。最大的突破就是對酒精的提純。

用糧食造酒比用其他原料複雜，因為釀造果酒利用葡萄糖，一般微生物就可以發酵。而直接以糧食釀酒，首先要把澱粉轉化成糖，這需要黴菌做為媒介，但一般黴菌在分解澱粉的同時會產生有害人體的毒性物質，所以必須篩選、馴化黴菌，這就是製麴。麴蘗的發明及應用，是中華民族對人類的偉大貢獻，被譽為古代四大發明之外的「第五大發明」。

燦爛的飲酒文化

中國上下五千年堪稱酒的文化、酒的歷史。李白有「舉杯邀明月」的雅興，蘇軾有「把酒問青天」的胸懷，歐陽修有「酒逢知己千杯少」的豪邁，曹操有「對酒當歌，人生幾何」的蒼涼。酒，人們高興的時候用它助興；悲傷的時候用它解憂。

東漢許慎在《說文解字》中說：「酒，就也。所以就人性之善惡也，從水酉，以酉目為之。」酒，可作為飲品和用於醫療，因為具有弛緩和欣快作用，也用於放鬆和產生快感、娛樂等其他的社交活動。

西方人愛喝酒，中國人愛飲茶。飲茶講究飲名茶，而喝酒也一樣，講究要選好酒喝。西方有一句諺語：Life is too short to drink bad wine. 由此看來，雖然茶和酒的特性不同，如同東方文化和西方文化一樣各具特色，但人們講究飲名茶，喝名酒的追求，卻是一致的。

中國民間飲酒的名目繁多，例如：「會親酒」「出門酒」「接風酒」「交臂酒」「交杯酒」「回門酒」「滿月酒」「百日酒」「祝壽酒」「上樑酒」「進屋酒」「開業酒」「分紅酒」「送行酒」等。甚至還有「罰酒」，理由也是五花八門。最為常見的可能是對酒席遲到者的「罰酒三杯」。

人們在飲酒、贊酒的時候，總要給所飲的酒起個饒有風趣的雅號或別名。這些名字，大都由一些典故演繹而成，或者根據酒的味道、顏色、功能、作用、濃淡及釀造方法等而定。例如：杜康（杜康是古代高粱酒的創始人）、歡伯（因為酒能消憂解愁，能給人們帶來歡樂）、杯中物（因飲酒時，大都用杯子盛著而得名）、金波（因酒色如金，在杯中浮動如波而得名）、壺觴（本來是盛酒的器皿，後來亦用作酒的代稱）、酌（本意為斟酒、飲酒，後引申為酒的代稱）。酒的很多綽號在民間流傳甚廣，所以在詩詞、小說中常被用作酒的代名詞，這也是中國酒文化的一個特色。

神奇的酒療效果

中醫認為，酒性輕揚，味辛、甘、苦，性溫，有毒。歸心、肝、肺、胃經。具有「通血脈，禦寒氣，行藥勢」之功。無經不達，能引經藥，勢尤捷速，通行一身之表，高中下皆可至也。主治風寒痺痛，筋脈攣急，胸痺心痛，脘腹冷痛等證。酒可內服，適量溫飲或浸藥；亦可外用，適量單用或製成酒劑塗搽，或濕敷，或漱口。此外，米酒又可溫養脾胃，有一定補益作用。少飲有節，養脾扶肝，駐顏色，榮肌膚，通血脈。浸藥酒多用燒酒；做藥引則一般多用米酒。

酒在醫療和養生上，常被製成藥酒使用。例如：《本草綱目》

記載用酒小量溫服，治療「陰寒內盛，腹部冷痛」。《傷寒論》中的「炙甘草湯」，以酒和水煮人參、地黃、桂枝、甘草、生薑、阿膠、麥冬、麻仁、大棗等藥服用。用於氣血不足、血脈不能宣通，心悸，脈結代。還有《中華本草》記載以酒與生地黃汁同煎服，散瘀止痛。用於治療產後腹痛。《食物療法》記載用白酒30毫升，花椒15克，生薑汁3毫升，甘油6毫升。先將花椒浸酒內，1週後取出花椒，加入薑汁、甘油搖勻，塗於患處。用於治療凍瘡等。

此外，還可以用單味中藥製成藥酒，例如：阿膠酒。阿膠有很好的補血、止血、滋陰潤燥的功效，也是女性強身健體、美容養顏的最佳補品之一。適用於月經不調、貧血等病症。阿膠透過補血產生滋潤皮膚的作用，有利於皮膚的保健，服用後會使面色紅潤，肌膚細嫩、有光澤、彈性好，而且有一定的祛斑效果，所以也用以護膚養顏。每天可用25毫升的黃酒，放3～9克阿膠於酒中，燉熱烊化即可飲用，可分早晚兩次飲用。

又如：玫瑰酒。玫瑰花具有行氣解鬱、疏肝和胃、活血止痛的功能。適用於因肝鬱氣滯引起的胸脅脹痛，月經不調，或伴有胸悶、氣滯、喜歡嘆氣、抑鬱、雀斑、黃褐斑、乳腺增生等病症。製作方法：取鮮玫瑰花350克，黃酒1.5公升，將玫瑰花泡在酒中，由於玫瑰花瓣很薄，其成分極易滲透出來，只要浸泡5～7天就可以喝了。

英格蘭西部一家醫院提供給心臟病患者的處方是：「日飲紅酒兩杯」。這家醫院位於斯文敦，該院心臟外科手術醫師威廉・麥克利說，他在研究法國人的健康統計數字時獲取該處方靈感。麥克利醫生說：「從整體來看，法國人吃進的動物脂肪是我們英國人的兩倍，他們吸煙比我們多，做的運動和鍛煉不如我們，可是法國人心臟病發作的死亡率是我們的一半。造成這些差異的變數有很多，我特別注意到法國人愛喝紅酒。」麥克利醫生認為，對心臟病患者的保養來說，紅酒並非越貴越好。發酵期較短的紅酒對人體心臟更有好處，因為這類紅酒在酒桶內保存、發酵的時間較短，所含的抗氧化劑多於頂級紅酒。

一項發表在《美國流行病學雜誌》上的研究報告則表明：少量飲酒有助於減少罹患腿部動脈疾病的機率。美國貝絲·伊斯雷爾醫療中心的研究人員對五千多名志願者進行了7年半的追蹤調查發現，每週飲酒1～13次的人，上年紀後患腿部動脈疾病的機率比不喝酒的人要低44％。研究人員解釋，隨著人的年齡增加，腿部動脈血管會逐漸硬化，從而影響到腿、腳踝和足部的血液循環，導致腿部疼痛、燒灼感、手腳冰涼和皮膚變色等，而適當飲酒正好能改善這些狀況。

解酒妙法

民間流傳著許多具有解酒作用的食物或飲品，例如：綠豆湯、甘蔗汁、淡鹽水、白蘿蔔、鮮橙汁、鮮藕汁、生梨汁、香蕉、冬瓜竹葉湯、醋、豆腐、糖茶水、芹菜汁、米湯、荸薺汁等。

這裡介紹幾種簡便易行的方法：

・**多飲水**：飲酒後約有20％的酒精被胃所吸收，其餘的則在腸內慢慢被吸收，再運送至肝臟，肝臟會將酒精分解成乙醛，然後氧化分解產生無毒的醋酸與水。多飲水，是治療宿醉的基本原則。水可稀釋血液中乙醛的濃度，並隨尿液排出體外。

・**薄荷液：**在冰水中加20滴薄荷液，並一口飲盡，會感到元氣恢復，身心舒暢，精神飽滿。

・**檸檬蜂蜜茶：**一杯香濃的檸檬蜂蜜熱茶能促進血液循環，提高消化道功能。果糖是自然界中最好的酒精中和劑。

・**西瓜汁：**可除煩止渴，利小便，加速酒精排出體外，使頭腦清醒。

第三章

常見酒營養百科和飲用宜忌

穀酒、果酒、特色酒，
詳解不同種類酒的養生密碼

穀酒

黃酒、啤酒、米酒、白酒、清酒

酒的小百科 1

黃酒

營養豐富 適飲護心

黃酒以白米、小麥為原料，屬於釀造酒，與啤酒、葡萄酒並稱「世界三大古酒」。以浙江紹興為代表的麥麴稻米酒最有代表性。與白酒不同，黃酒沒有經過蒸餾，一般酒精含量為14%～20%，屬於低酒精釀造酒。

黃酒有「液體蛋糕」之稱。其營養價值超過了啤酒和葡萄酒。黃酒的主要成分除乙醇和水外，還含有8種人體必需胺基酸。

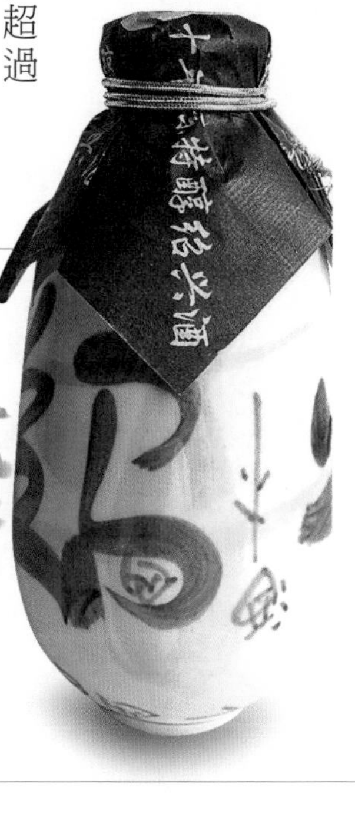

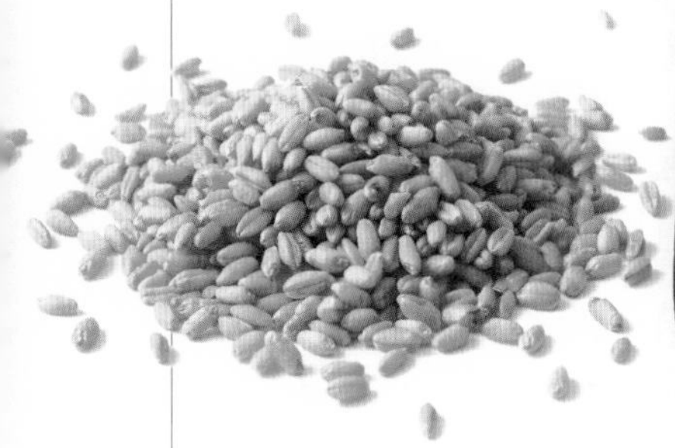

小麥

黃酒含有許多容易被人體消化的營養物質，如：糊精、麥芽糖、葡萄糖、脂類、甘油、高級醇、維生素及有機酸等。

黃酒含有降膽固醇生物活性物質，以及功能因數GABA，具有降血壓、鎮定神經、減肥及提高肝腎機能等功能。

黃酒中亦含有豐富的蛋白質。而且黃酒中的蛋白質經過微生物酶降解，極易被人體吸收利用。黃酒是維生素B的良好來源，維生素B_1、B_2、尼克酸等都很豐富。黃酒主要以米和小麥為原料，除了含豐富的維生素B，還含有維生素E等。

黃酒中已經檢測出的無機鹽有18種之多，包括鈣、鎂、鉀、磷等多種常量元素和鐵、銅、鋅、硒等微量元素。在心血管疾病中，這些微量元素均有防止血壓升高和血栓形成的作用。因此，適量飲用黃酒，對心臟有保護作用。

性味歸經

性大熱，有毒，味苦、甘、辛。入脾、大腸經。

功效

❶ 具有行藥勢，殺百毒，通血脈，養脾氣，

厚腸胃，潤皮膚，禦寒氣，消憂，暢意等功效。

❷冬天溫飲黃酒，有活血祛寒、通經活絡，和血養氣，暖胃避寒，有效抵禦寒冷刺激，預防感冒，消食化積、鎮靜等作用。

❸黃酒酒精含量適中，味香濃郁，用黃酒做佐料，烹製羊肉、鮮魚時加入少許，不僅可以去腥膻，還能增加鮮美的風味。

宜忌

❶黃酒的最佳品評溫度是在38℃左右。因為醛、醚等有機物的沸點較低，一般在20℃～35℃左右，在黃酒燙熱的過程中，黃酒中含有的極微量對人體健康無益的甲醇、醛、醚類等有機化合物，會隨著溫度升高而揮發，同時，脂類芳香物則隨著溫度的升

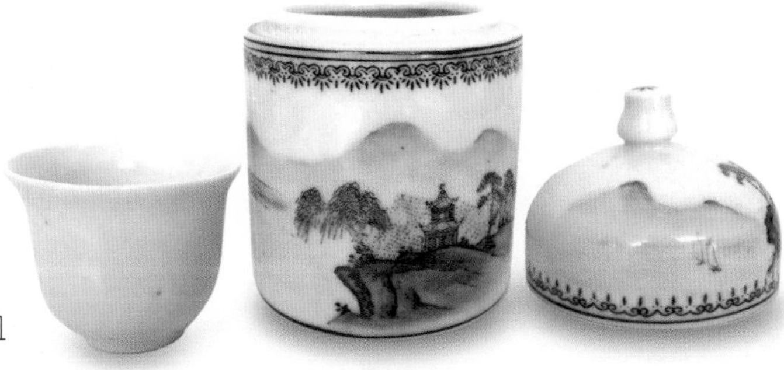

溫酒的器皿

高而蒸騰。溫飲的顯著特點是酒香濃郁，酒味柔和。但加熱時間不宜過久，否則酒精揮發掉了，反而淡而無味。

❷黃酒是醫藥上很重要的輔料或「藥引子」。中藥處方中常用黃酒浸泡、燒煮、蒸炙一些中草藥或調製藥丸及各種藥酒。據統計，有70多種藥酒需用黃酒作酒基配製。相較於白酒、啤酒，黃酒的酒精度適中，是較為理想的藥引子。而白酒雖對中藥溶解效果較好，但飲用時刺激性較大，不善飲酒者易出現腹瀉、瘙癢等現象。啤酒則酒精度太低，不利於中藥有效成分的溶出。

鑑賞品嚐

要鑑賞品嚐黃酒，首先應觀其色澤：須晶瑩透明，有光澤感，無混濁或懸浮物。其次將鼻子移近酒盅或酒杯，聞其幽雅、誘人的馥郁芳香。此香是一種深沉特別的脂香和黃酒特有的酒香的混合。若是10年以上陳年的高檔黃酒，哪怕不喝，放一杯在案頭，便能讓人心曠神怡。用嘴輕啜一口，攪動整個舌頭，徐徐嚥下。

酒的小百科 2

啤酒

消暑解熱 熱量較高

啤酒是以發芽大麥為主要原料，加酒花，經酵母發酵釀製而成，日本人也稱啤酒為「麥酒」。啤酒酒精含量少（4%），少量飲用反而對身體健康有益處。由於營養豐富，故被世界衛生組織列為營養飲料。經常飲用有消暑解熱、幫助消化、開胃健脾、增進食慾等功效。

啤酒富含胺基酸、糖分、糊精、無機鹽、維生素B_1、B_2、

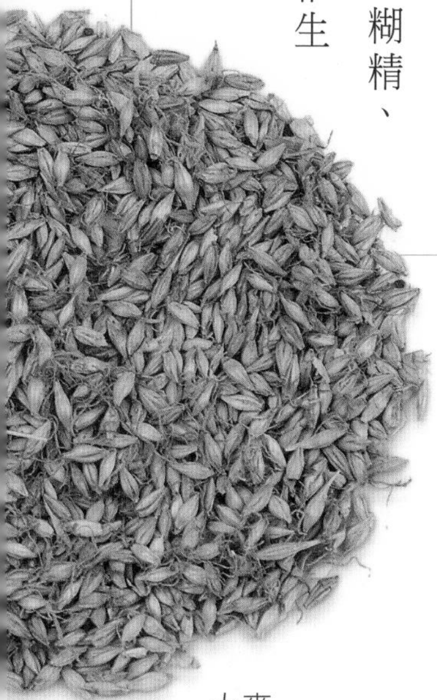

大麥

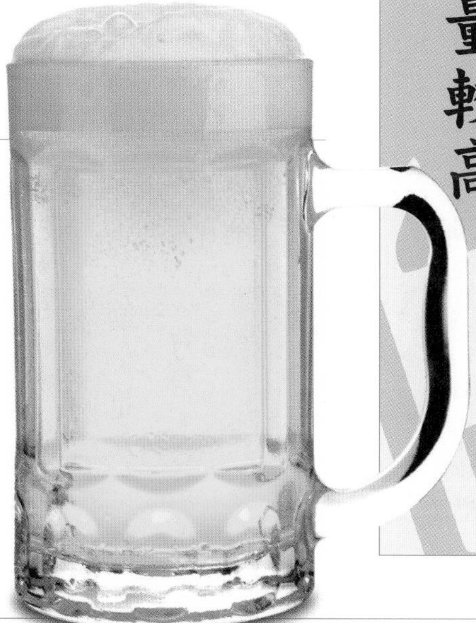

B6和葉酸及鈣、磷等。1.5公升啤酒可產生425大卡熱量，相當於6～7顆雞蛋。啤酒中低含量的鈉、酒精、核酸能增加大腦血液的供給，擴張冠狀動脈，並加快人體的代謝活動。據美國研究發現：適度飲啤酒的人比禁酒者和嗜酒者更少發生心臟病、高血壓、潰瘍病的機率。除此之外，黑啤酒可使動脈硬化和白內障的發病率降低50％，並對心臟病有抵抗作用。

性味歸經

味苦甘，性涼。歸肝、胃、膀胱經。

功效

❶ 啤酒中含有大量的矽，男性以及年輕女性經常飲用啤酒，可以減低年老時患骨質疏鬆症的機率。

❷ 啤酒是夏秋季防暑降溫、解渴止汗的清涼飲料。

❸ 啤酒中的有機酸具有清新、提神的作用。減少過度興奮和緊張情緒，並能促進肌肉鬆弛；另一方面，能刺激神經，促進消化。

❹ 啤酒中的成分啤酒花具有強心、健胃、利尿、鎮痛等效能，對高血壓、心臟病及結核病等均有較好的輔助療效。

宜忌

❶ 患有胃炎、胃潰瘍、結腸炎的病人；肝臟病患者，有急慢性肝病的人勿喝。心腦血管疾病患者和孕婦也不宜喝啤酒。

❷ 對酒精過敏者慎喝。

❸ 嬰幼兒、老年人、體弱者和脾胃虛寒病人也不宜飲用。

❹ 啤酒熱量高，長期大量飲用會造成體內脂肪堆積，形成「啤酒肚」。

鑑賞品嚐

在色澤方面，大致分為淡色、濃色和黑色三種，不管色澤深淺，均應清亮、透明無混濁現象；注入杯中時形成泡沫，應潔白、細膩、持久、掛杯；有獨特的酒花香味和苦味，淡色啤酒較明顯，且酒體爽而不淡，柔和適口，而濃色啤酒苦味較輕，具有濃郁的麥芽香味，酒體較醇厚；含有飽和溶解的CO_2，有利於啤酒的起泡性，飲用後有一種舒適的刺激感覺。

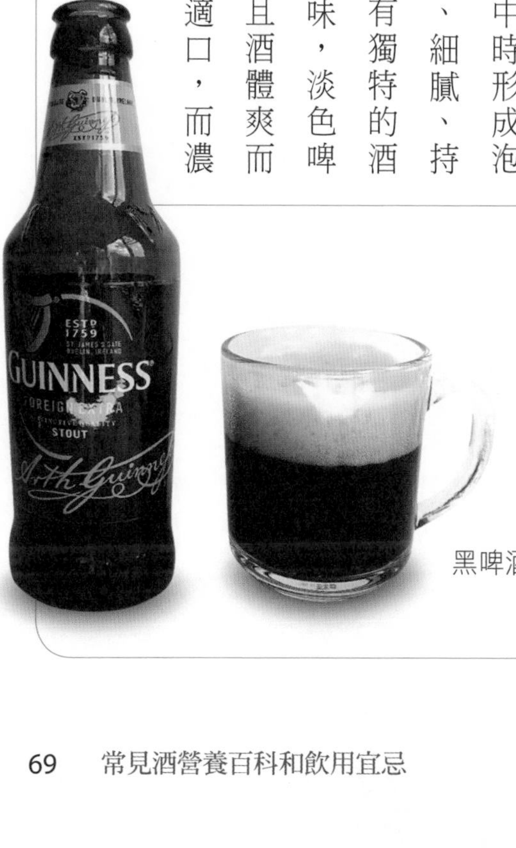

黑啤酒

酒的小百科 3

米酒

益氣補血 養顏活絡

米酒，又稱江米酒，是糯米經浸泡、蒸熟、撒麴、發酵、過濾等過程製成。主要原料是糯米，釀製工藝簡單。糯米酒以白色、黃色或褐紅色為主。香味濃馥、甘甜芳醇，能刺激消化腺的分泌，增進食慾，有助消化。糯米味甘，性溫。入脾、胃、肺經。具有補中益氣，健脾暖胃，止瀉止汗等功效。糯米經過釀製，營養成分更易被人體吸收，是中老年人、產婦和身體虛弱者補氣養血之佳品。米酒既承載了糯米

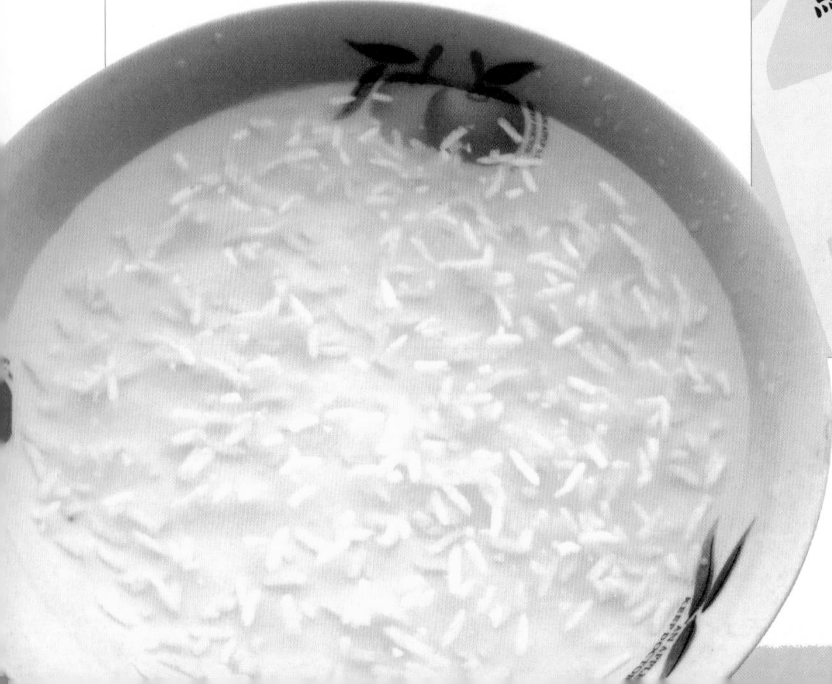

的溫補之性、黏糯之質，又賦予了酒的活血之力、保健之功。米酒具有提神解乏、溫中益氣、補氣養顏，促進血液循環等功效。適用於面色不華、自汗，或平素體質虛弱、頭暈目眩、面色萎黃、少氣乏力、中虛胃痛、便溏等症。中藥處方中常用米酒浸泡、燒煮、蒸炙某些中草藥，或調製人參再造丸及各種藥酒。

性味歸經

性溫，味甘。入脾、胃、肺經。

功效

❶ 米酒與雞蛋、紅糖同煮或沖服，則補中益氣，強健筋骨，可防止神經衰弱，神思恍惚，頭暈耳鳴，失眠、健忘等症。

❷ 米酒分別與桂圓或荔枝、紅棗、核桃、人參同煮，有助陽壯力、滋補氣血之功效，對體質虛衰、元氣損傷、貧血等有療效。

❸ 米酒也叫「月子酒」，產後喝可以幫助產婦避風寒，預防產後關節疼痛等諸多疾患，

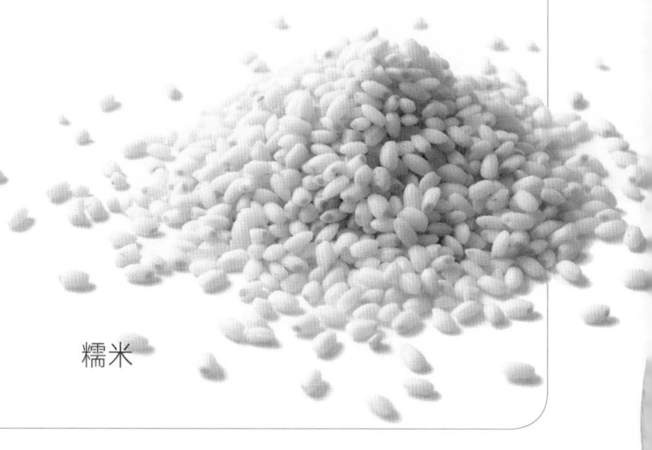
糯米

又能促進乳汁分泌。

❹ 用米酒燉製肉類能使肉質更加細嫩，易於消化。

❺ 黑糯米酒具有補氣血、暖脾胃、補腎、烏髮等功能。適用於盜汗、多汗症、煩渴不止、消化不良、慢性腎炎、多尿症等病症。

宜忌

❶ 米酒不易久存，開瓶後最好3天內用完。

❷ 做好的米酒可以生飲，但對腸胃有些刺激。煮後味道就柔和多了，既不甜膩，酒味也不太濃。在米酒中打個蛋花或加入適量紅糖滋補效果更佳；有時也將小湯圓下入米酒中，再打蛋花做成酒釀湯圓食用。

❸ 飲用米酒，應控制在每日100毫升以內。

鑑賞品嚐

米酒氣味芬芳，是餐桌上的佐餐常用酒，也是作菜時常用的料酒。還有一種比較特別的是紅麴米酒，俗稱「紅酒」。這裡說的紅酒並非指紅葡萄酒，而是指紅麴釀造的酒。其中比較有代表性的是糯米紅酒，以福建省福州一帶特有的酒較有特色，當地人稱之為「紅酒」或

「福建老酒」。老酒是指存放至少達到1週年以上的米酒，有些地方把已超過4～5個月的糯米紅酒稱為老酒，剛剛釀成的酒稱為淺酒。老紅酒適量飲用有活氣養血、活絡通經、補血生血以及潤肺、潤膚之功效。老紅酒以存放時間越久，沒有變酸，色澤如桐油者（金黃褐色）越佳。一年四季均可飲用。

黑糯米酒是用黑糯米為原料，用古老方法釀製而成的低酒精酒。酒色晶瑩透明，紅亮生光，香氣幽雅悅人，酒味酸甜爽口，醇厚甘美，而且酒中含有蛋白質、多種氨基酸、脂肪、糖類、鈣、磷、鐵、多種維生素等營養成分。具有補氣血、暖脾胃、補腎、烏髮等功能。適用於盜汗、多汗症、煩渴不止、食慾差、消化不良、慢性腎炎、多尿症等病症。

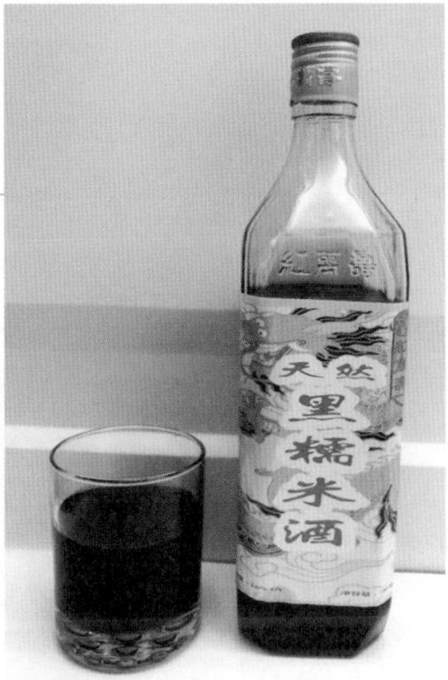

黑糯米酒

酒的小百科 4

白酒（高粱酒）

活血通脈 禦寒提神

白酒，英文是Chinese spirits，可見是中國特有的，為一種蒸餾酒，又名燒酒、白乾兒。是指以麴類、酒母為糖化發酵劑，利用澱粉質（糖質）原料，經蒸煮、糖化、發酵、蒸餾、陳釀和勾兌而釀製成的各類白酒。

高粱是生產白酒的主要原料。因高粱釀造的酒沒有任何干擾味道，因此中國的著名白酒都主要是用高粱釀造的，俗稱「高粱白酒」。高酒精白酒的酒精度多在

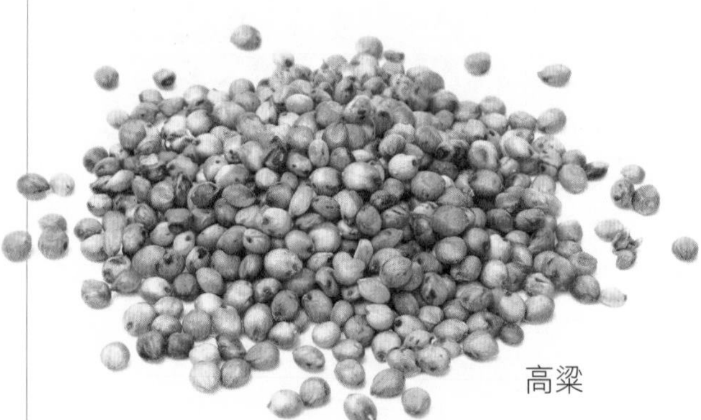

高粱

55度以上，一般不超過65度；低酒精白酒的酒精度一般在38度，也有的20多度的。很多人都喜歡用白酒和一些藥材等泡在一起，也就是所謂的藥酒了。一般而言，泡藥酒最好是用濃度較高的高粱酒。

白酒不同於黃酒、啤酒和果酒，除了含有極少量的鈉、銅、鋅之外，幾乎不含維生素和鈣、磷、鐵等。傳統中醫認為白酒有活血通脈、助藥力、增進食慾、消除疲勞，陶冶情操，使人輕快並有禦寒提神的功能。

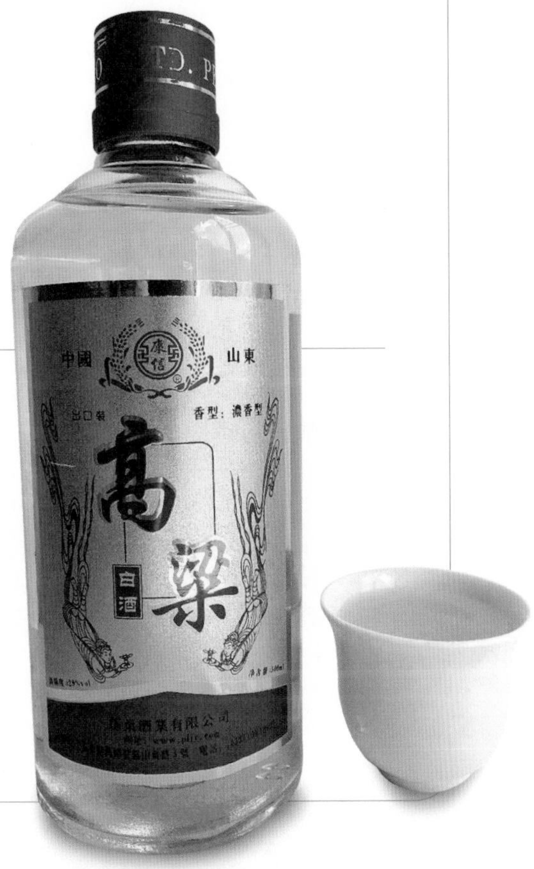

性味歸經

味苦、甘、辛，性溫，有毒，入心、肝、肺、胃經。

功效

❶ 飲用少量低酒精白酒可以擴張小血管，促進血液循環，延緩膽固醇等脂質在血管壁的沉積，對循環系統及心腦血管有利。

❷ 35歲以上的男性和過了更年期的婦女，每隔一天喝一小杯白酒，對防治心血管疾病有一定的輔助作用。

❸ **祛寒疏導：**高粱酒能疏通經脈、行氣和血、蠲痺散結、溫陽祛寒、疏肝解鬱、宣情暢意。

❹ **行藥勢：**白酒可以使藥力外達於表而上至於顛，使理氣行血藥物的作用得到較好的發揮，也能使滋補藥物補而不滯。

❺ **助析出：**白酒是一種良好的有機溶媒，大部分水溶性物質及水不能溶解、需用非極性（疏水性）溶媒溶解的某些物質，均可溶於白酒中。中藥的多種成分都易於溶解於白酒之中。白酒還有良好的滲透性，能夠較容易地進入藥材組織細胞中，發揮溶解作用，促進置換和擴散，有利於提高浸出速度和浸出效果。

特殊功效

減痛：不慎將腳扭傷後，將溫白酒輕輕塗於傷處，能舒筋活血，緩解疼痛。

去腥：手上沾有魚蝦腥味時，用少許白酒清洗，即可去掉腥味。

除膩：在烹調脂肪較多的肉類、魚類時，加少許白酒，可使菜餚味道鮮美而不油膩。

消苦：剖魚時若弄破苦膽，立即在魚肚內抹一點白酒，然後用冷水沖洗，可消除苦味。

減酸：烹調菜餚時，如果加醋過多，只要再往菜中倒些白酒，可減輕酸味。

去泡：因長途行走或因勞動摩擦手腳起水泡時，臨睡前把白酒塗於起泡處，次日早晨可去泡。

增香：往醋中加幾滴白酒和少許食鹽，攪拌均勻，既能保持醋的酸味，又能增加醋香味。

宜忌

❶ 宜晚忌晨：早晨和上午不宜飲酒，尤其是早晨最不宜飲酒。所謂「晨酒晚茶」為養生之大忌。因為上午胃分泌的分解酒精的乙醇脫氫酶濃度最低，在飲用同等量的酒精時，會更大量地被人體吸收，導致血液中的酒精濃度升高，對人的肝臟、腦等器官造成較大傷害。

❷ **宜佐菜，忌空腹：**當空腹飲酒時往往會導致血液中酒精濃度急劇升高，對人體的危害較大。而在飲酒時選擇理想的佐菜，不僅能滿足飲酒者的口感，還能使心情舒暢，化害為益。飲酒同時吃些蔬菜，也可減輕肝臟負擔。醋拌涼菜以及水果都是很好的選擇。人體肝臟每天能代謝的酒精約為每千克體重的1克。若飲酒時胃內沒有食物，缺乏維生素，水分又攝取不夠，均會加速肝臟的損壞。

❸ **孕婦忌：**婦女在懷孕期，哪怕是少量的酒精都會對胎兒造成無可彌補的傷害。所以，女性在懷孕時應忌酒。

❹ **病人忌：**濕熱或痰濕蘊結、失血、陰虛、痔瘡病人忌飲度數較高的白酒。神經官能症、精神病，高血壓、動脈硬化，肝炎、肝硬變，以及肺結核等患者也忌。

❺ **藥物忌：**飲白酒前後不能服用各種鎮靜類、降糖類、抗生素和抗結核類藥物，否則會引起頭痛、嘔吐、腹瀉、低血糖反應甚至死亡。

鑑賞品嚐

酒液清澈透明，質地純淨無渾濁，口味芳香濃郁、醇和柔綿、刺激性較強，飲後餘香，回味悠長。酒精含量較高，經貯存老熟後，具有以酯類為主體的複合香味。不同地區的名酒各有其突出的獨特風格。優質白酒必須有適當的貯存期，瀘型酒至少貯存3～6個月，多在一年以上；汾型酒貯存期為一年左右，茅型酒要求貯存三年以上。

白酒的主要成分是乙醇和水，而溶於其中的酸、酯、醇、醛等種類眾多的微量有機化合物（佔總量的1%～2%）。雖沒有多少營養，只是作為白酒的呈香呈味物質，卻決定著白酒的風格和品質。一般而言，分為7種香型：醬香型（又稱茅香型），清香型（又稱汾香型），濃香型（又稱瀘香型、窖香型），米香型，鳳香型，兼香型，其他香型。

酒的小百科

5

清酒

調節免疫 延緩衰老

談到清酒，人們可能會立即想到日本的清酒，其實，清酒在中國興盛千年之久，其崇高的地位和獨特風格不僅被載入各種典籍文獻，而且對週邊鄰國包括日本的飲食文化和釀酒都產生了重大影響。

清酒一般以小米遵循古法發酵釀造，酒液金黃透明，酸甜爽口，醇厚優雅，酒精度在12%～16%之間。大約在西元四〇〇年左右，清酒釀造技術傳入日本，使之成為日本的國酒，從日本文獻《播磨

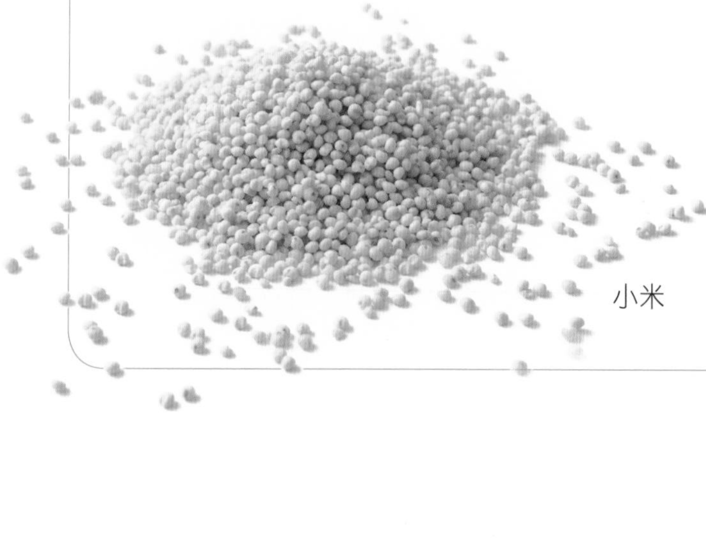

小米

國風土記》載日本清酒出現的年代算起，比中國清酒至少晚了千年以上。清酒雖然起源於中國，但是清酒品牌卻很少。日本清酒幾乎主導了整個清酒市場。這樣的情況也見於梅酒等一些世界著名的酒。

清酒含有17種以上的胺基酸，其中包括8種人體必需胺基酸。清酒從原料的酵母代謝中得到豐富的水溶性維生素，有維生素B_1、B_2、維生素E，還有維生素C、膽鹼、葉酸等。清酒從小米和礦泉水中得到礦物質，含有鈣、鎂、鐵、鋅、磷，還有硒、鍶、矽、鋰等。鋅是人

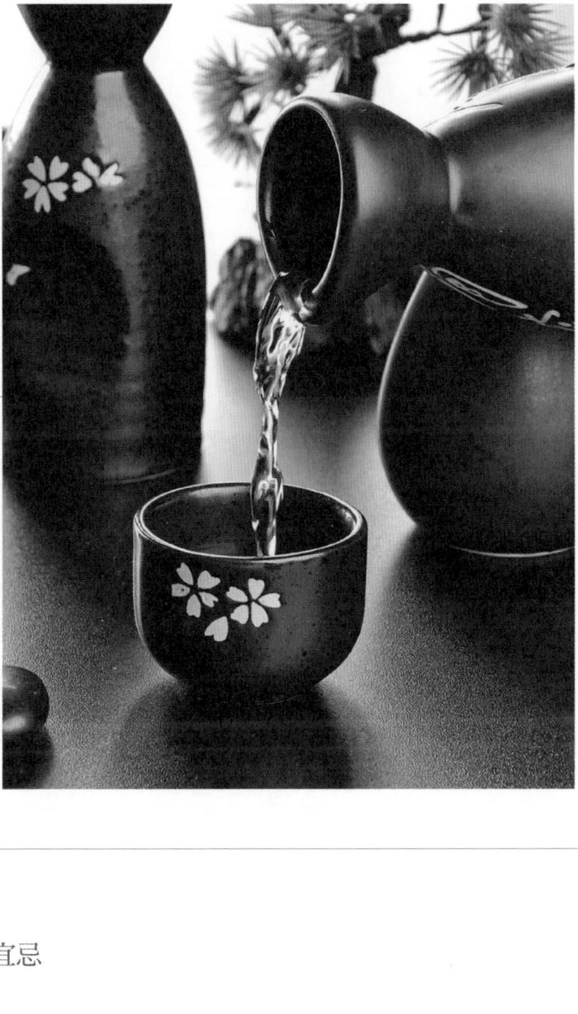

體酶的活性成分，是動植物生長發育不可缺少的微量元素，被稱作「生命之花」。

功效

❶清酒可促進血液循環、美膚、對外傷發炎也有治療作用。

❷清酒還有強精固精的作用。清酒中含有多種抗氧化物質，例如從原料小米中得到的多酚，以及酵母分泌的穀胱甘肽。穀胱甘肽可以消除人體的氧自由基，是公認的延緩衰老的有效物質。另外，清酒中維生素E、維生素C也是去除氧自由基的有效物質。

宜忌

雖然清酒和濁酒的度數一般都不高，但短時間大量飲用，會導致酒精中毒，輕者煩躁多語、噁心嘔吐，重者昏睡、昏迷、面色蒼白、呼吸緩慢、脈快而弱；長期較大量飲用，則會造成慢性酒精中毒，出現智力減退，精神淡漠，並可引起維生素缺乏，出現慢性胃炎，心、肝、腎的變性，以及神經炎、肝硬化等疾病。

鑑賞品嚐

清酒色澤呈淡黃色或無色，芳香宜人，口味純正，綿柔爽口，其酸、甜、苦、澀、辣諸味諧調，具有多種天然營養成分，同時還保留了北方小米特有的醇厚香味和清澈透明色澤等特點，是營養豐富的飲料酒。

在眾多的清酒商品中，也可以見到「濁酒」的字樣。何為清酒？何為濁酒？濁酒，即相對於清酒而言的酒類。清酒醪經壓濾後所得的新酒，靜止1週後，抽出上清部分，其留下的為白濁部分。顧名思義，因酒態呈混濁狀，名濁酒。現代意義上的濁酒多指日本清酒。因其壓榨之時，採用相對稀疏的過濾紙過濾，於是酒醪中相對細微的白色發酵物隨其酒液滲透下來，這樣採集而成的便是濁酒。讓它沉靜幾小時，這些細微白色發酵物會再次沉澱下來。所以，飲用濁酒之前，要求將酒瓶搖晃數次，使其均勻，方可品嚐到真正的濁酒風味。

果酒

藍莓酒、山楂酒、橘子酒、櫻桃酒、桑椹酒、青梅酒、葡萄酒

果酒是選用新鮮水果，利用自然發酵或人工添加酵母菌來分解糖分而製出的具有保健、營養型酒。自然發酵的原理是利用新鮮水果本身的糖分發酵而成酒，因其方法簡單，又含有水果的風味，故深受大眾喜愛。

平日，在家裡可自釀一些果酒，如李子酒，藍莓酒等。因為這些水果表皮含有一些野生的酵母，加上一些蔗糖，因此不需要額外添加酵母也能有一定的發酵作用，但傳統做酒的方法往往因需要較長的時間而容易被污染。所以，現代人更多採用人工添加活性酵母，快速釀造果酒的方法。

適合釀造果酒的水果有很多，主要以葡萄、青梅、橘子、藍莓、桑椹、櫻桃、桃子、楊梅、柿子、奇異果、柚子、草莓、紅棗、蘋果等較為常用。挑選釀造果酒的水果時，要特別注意其成熟的程度，以自然生長至全熟透、果汁糖分含量高，且無霉爛變質、無病蟲害者為佳。

按釀造方法和產品特點不同，果酒分為四類：發酵果酒（根據發酵程度不同，又分為全發酵果酒與半發酵果酒）、蒸餾果酒、配製果酒（即由果汁經酒精浸泡後取出純露，再加入糖和其它配料，經調配色、香、味而製成。）、氣泡果酒（酒中含有二氧化碳的果酒，如小香檳、汽酒等）。

果酒應具有原果實的真實色澤，就是果實本身特有的天然色素，例如，蘋果酒應該為黃中帶綠；草莓酒以粉紅色為佳。酒液應清亮透明，具有光澤，無懸浮物、沉澱物和混濁現象，給人一種清澈感。果酒還應具有原果實特有的香氣，而且果香與酒香充分混為一體。果酒酸甜適口，醇厚純淨，甜型酒要甜而不膩，乾型酒要乾而不澀。果酒以其獨特的風味及色澤，已經成為年輕一代新的品酒時尚。

營養分析

果酒裡含有大量的多酚，可以抑制脂肪在人體中堆積的作用，使人不容易累積脂肪和產生贅肉。此外，與其他酒類相比，果酒對於護理心臟、調節女性情緒的作用更明顯一些。果酒含有人體所需多種胺基酸和維生素B_1、B_2、維生素C及鐵、鉀、鎂、鋅等礦物元素。果酒中雖然含有酒精，但含量與白酒和葡萄酒比起來非常低，一般為5到10度，適當飲用果酒對健康是有益的。有時候即使生吃水果也不能吸收的營養，卻可以藉由喝果酒吸收，因為營養成分已經溶解在酒裡了。

以蘋果酒為例，它是精選優質蘋果為原料發酵釀造而成，保存了蘋果的營養和保健功效，含有多種維生素、微量元素以及人體必需的胺基酸和有機酸，常飲蘋果酒有促進消化、舒筋活血、美容健體的功效。

鑑賞品嚐

香港很少有人喝酒精度數較高的白酒，但對果酒，許多人卻情有獨鍾。特別是年輕人，他們越來越注重營養，重視個人和家人的健康；他們順應潮流，追逐時尚，儘量體驗各種有益健康的生活方式。

一般來說，果酒夏天要喝冰鎮的，冬天則要喝溫熱的。品酒的場所最好選在採光良好，空氣清新，氣溫涼爽的房間。另外，還需要具備白色的背景，最好採用白色的桌巾和餐巾，以便襯在酒杯的後面，觀察酒色。理想的品酒時間是在飯前，品酒之前最好避免喝咖啡、吃巧克力或抽煙。

使用宜忌

飲用果酒時不宜空腹，更不要搭配其他酒同飲。最好的做法是搭配一些蘇打餅乾或蔬菜沙拉，一方面符合果酒的口感，另一方面，此類點心和蔬菜中的纖維可以保護胃黏膜免受刺激，減緩人體吸收酒精的速度。還可緩解壓力、穩定情緒。

在不同的季節，釀造不同果酒，感受自釀果酒的喜悅，品嚐酒液芳香的風情實乃怡情養生、舒緩壓力的好方法。可以根據水果成熟的季節，在家裡少量釀造一些不同的果酒：

春季：

草莓酒、青梅酒、水蜜桃酒、楊梅酒、桑椹酒等。

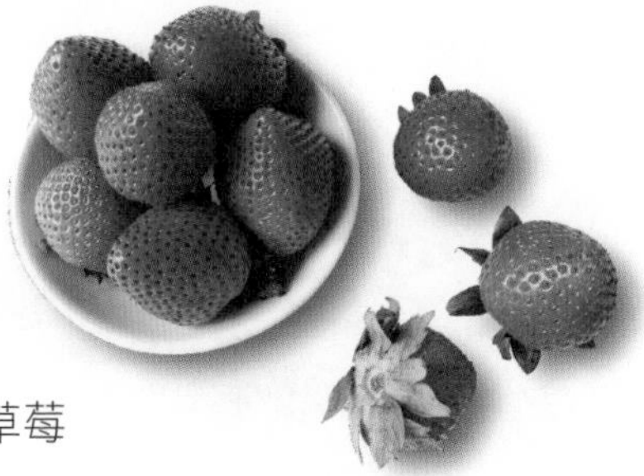

草莓

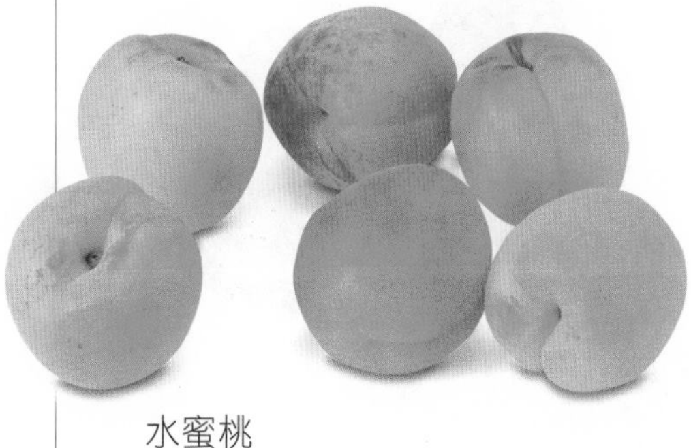

水蜜桃

夏季：

櫻桃酒、荔枝酒、李子酒、水蜜桃酒、葡萄酒等。

秋季：

石榴酒、鴨梨酒、柚子酒、柿子酒、蘋果酒、枸杞酒等。

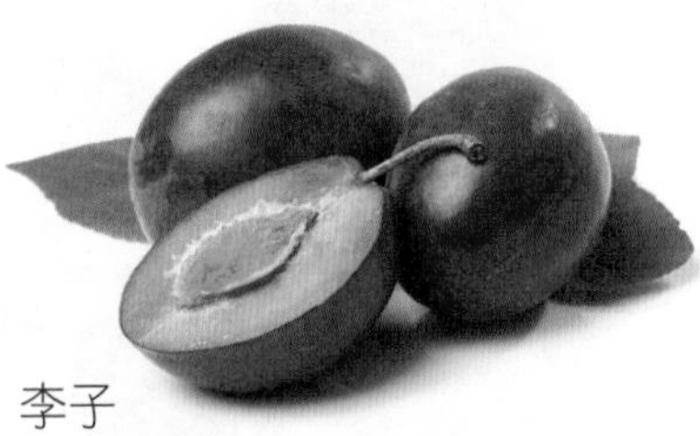
李子

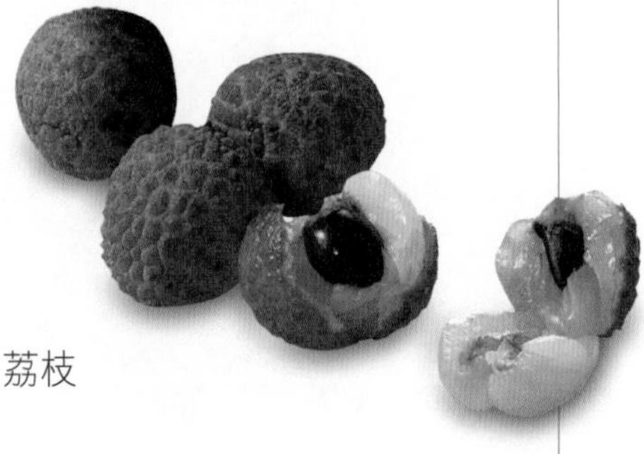
荔枝

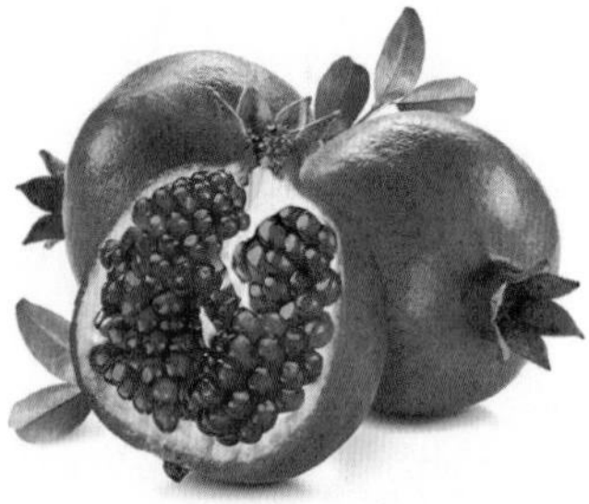
石榴

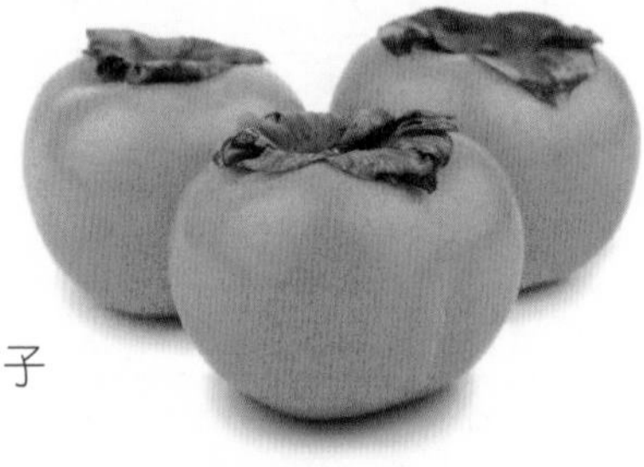
柿子

冬季：

奇異果酒、橘子酒、金桔酒、棗酒等。

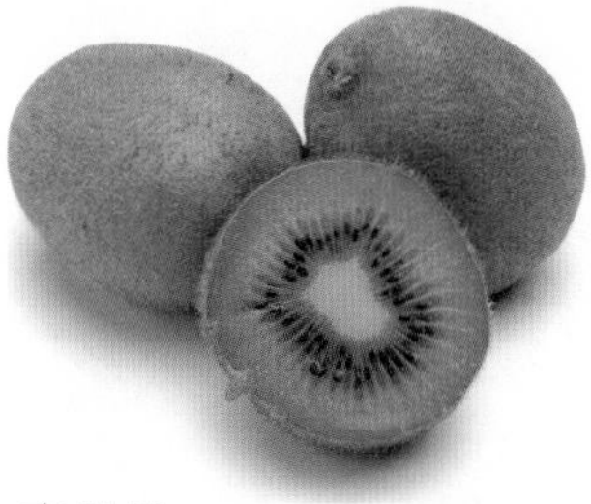

奇異果

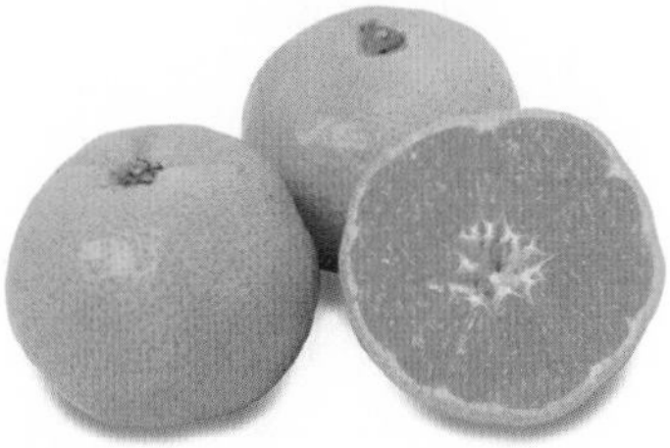

橘子

酒的小百科 6

藍莓酒

增強視力 美容養顏

藍莓的名稱來源於英文blueberry，意為藍色的漿果之意。藍莓既可鮮食，又可加工成老少皆宜的多種食品。被聯合國糧農組織列為人類五大健康食品之一，有「21世紀功能性保健漿果」之譽。

根據14個品種的藍莓果實分析測定，每一百克藍莓鮮果中花青素含量高達163毫克，蛋白質40～700毫克、脂肪500～600毫克、碳水化合物12.3～15.3毫克。此外，還含有豐富的維生素和

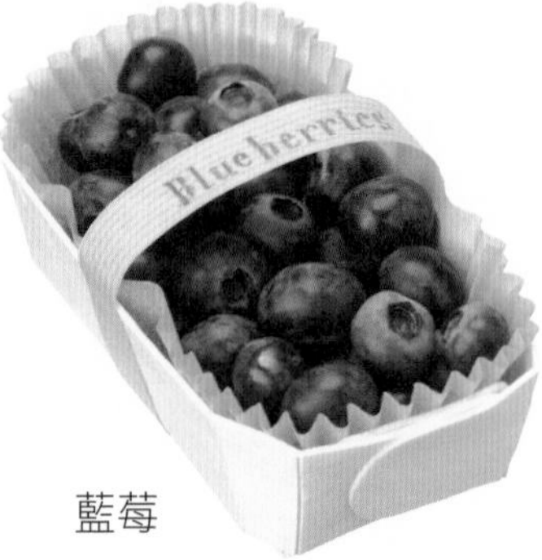

藍莓

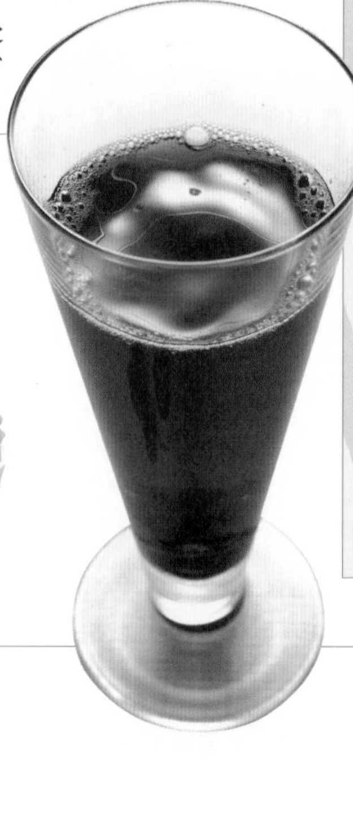

礦物質，例如：維生素A、維生素E、SOD、鈣、磷、鎂、鋅、鐵等。

藍莓酒比藍莓汁的營養更豐富，藍莓酒一般採用天然野生的藍莓，經多道工序釀造而成。藍莓發酵成酒後，不僅營養物質無損失，還激發了其有效成分的活性，使得花青素、硒、胺基酸、維生素、鈣、磷、鐵、鋅等多種營養素更豐富，且更有利於人體的吸收，口感也比普通藍莓果、藍莓汁更有吸引力，被稱為「液體黃金」、「口服化妝品」。其中花青素的含量更是高達蘋果的50倍、葡萄的30倍，再加上藍莓果膠與生俱來的超強抗氧化能力，在歐洲，藍莓酒被譽為「給人類壽命帶來第三次飛躍的神奇產物」。

性味

味甘性平。

功效

❶ 增強視力、消除眼疲勞，防治夜盲症。

❷ 可預防血栓和動脈粥樣硬化。降低膽固醇、降血脂。滋潤皮膚，美容養顏。

❸ 清除自由基、抗氧化、增強人體免疫力。延緩腦神經衰老、提高記憶力，預防老年癡呆症。

❹ 消除體內炎症，尤其對尿路感染、慢性腎炎

的作用最為顯著。

宜忌

藍莓果酒因其酸甜美味，很受女性青睞，但要根據個人對酒精的耐受力，不宜過量，否則會導致食慾下降，影響胃腸消化功能，而且在經期前和經期中，也最好不要喝。

鑑賞品嚐

藍莓酒雖然原汁顏色深紅，但經過釀造貯存後多呈現為標準的寶石紅色，而且貯存年份越久，其顏色越接近琥珀色。口感柔和、甘醇，無明顯的澀感，卻有濃郁的藍莓果香，是果酒中的極品。

藍莓原汁酒：以藍莓原果汁發酵而成，果香馥郁，酒色豔麗，具有獨特風味。

藍莓乾紅酒：以藍莓果汁完全發酵而成，含糖量極低，更能表現出藍莓的原始果香。

藍莓醇香酒：以藍莓原酒及果汁調製而成，酒色豔麗，酒精度低，尤其適合女性及追求風尚的人士飲用。

藍莓冰酒：採摘野生自然冰凍藍莓為原料精製而成，酒體豐滿，口感甜潤，果香濃郁，是藍莓酒中的精品。

酒的小百科 7

山楂酒

消食化積 活血化瘀

山楂是薔薇科落葉灌木或小喬木植物山楂或野山楂的果實。又名山裡紅果、映山紅果。南山楂果實較小，味酸澀，多原粒入藥；北山楂果實較大，味酸甜，供食用與藥用。中醫認為，山楂含有豐富的酸類物質和維生素C，具有促進胃液和膽汁分泌，增加胃內酵素的作用，可促進脂肪、蛋白質的分解消化。

山楂的主要成分是黃酮類物質，對心血管系統有明顯的藥理作用。

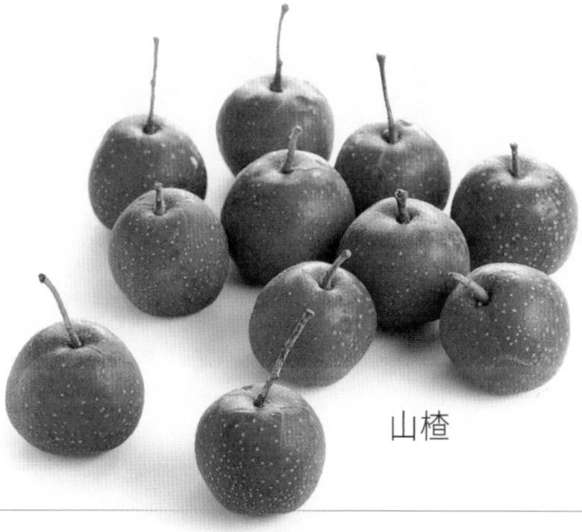
山楂

另一類較為重要的成分是三萜類物質，有強心、增加冠脈血流、改善血液循環等重要作用。

山楂溫通活血的功效與酒的功效可謂天作之合。因山楂具有軟化血管，擴張冠狀動脈，增加冠脈血流量，改善心臟活力，降低血脂、降低血壓和強心、抗心律不齊、興奮中樞神經系統等作用。近年來，山楂酒被廣泛地用於預防心血管方面的疾病。

以山楂製酒，需先將山楂洗淨去核，搗碎後放入大口瓶中，加白糖拌勻，加蓋放置溫處。經常振搖，經1～2個月，發酵而成，以紗布絞榨，去渣過濾，即成山楂酒。

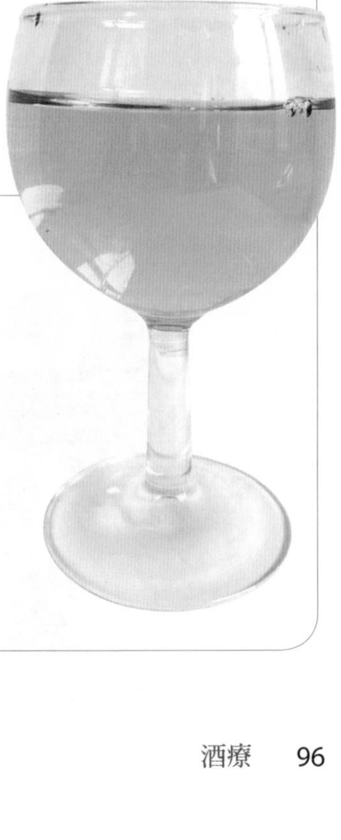

性味歸經

味酸、甘，性微溫。歸脾、胃、肝經。

宜忌

❶ 凡脾虛胃弱無積滯、氣虛便溏者慎用。

❷ 體虛而兼有食滯者，

山楂應與黨參、白朮等同用。

❸ 煮山楂不可用鐵鍋，因果酸溶解鐵鍋中的鐵後，能生成低鐵化合物，有害健康。

功效

❶ 消食積，散瘀血，特別對消油膩、化肉積有良好效果。

❷ 具有降血脂、降血壓、強心、抗心律不齊、止瀉、收斂、調經活血等功效。

❸ 有軟化血管，預防心血管疾病的功用。

鑑賞品嚐

山楂果酒也稱紅果酒。山楂酒承載了山楂的豔紅和酸甜的特質。山楂果酒濃郁細膩、晶瑩剔透、保留天然果香，略有微澀，是優質的飲料酒。

酒的小百科 8

橘子酒

開胃理氣 止渴潤肺

橘為芸香科常綠小喬木植物，福橘或朱橘等多種橘類的成熟果實。橘子皮薄肉多，汁水酸甜可口。橘子常與柑子一起被統稱為柑橘，一般呈橘黃色，也有青色或其他顏色。橘子的品種很多，營養成分也略有不同。其中一個很重要的成分是橘皮苷，果皮中含量較多。橘皮苷可以加強毛細血管的韌性、降血壓、擴張心臟的冠狀動脈。此外，橘子中含170餘種植物化合物和60餘種黃酮類化

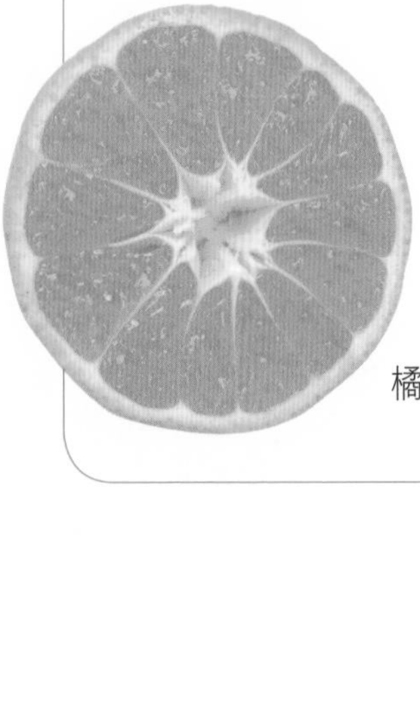

橘子

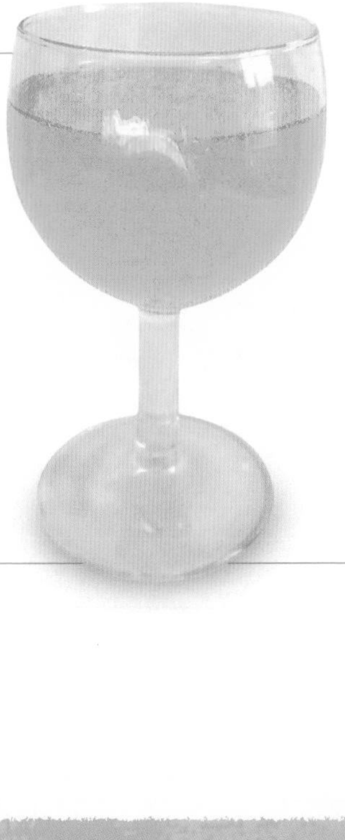

合物，其中的大多數物質均是天然抗氧化劑。

果汁中含蘋果酸、檸檬酸、葡萄糖、果糖、蔗糖。橘子維生素C的含量十分豐富，一個橘子就幾乎滿足人體一天中所需的維生素C。維生素C和檸檬酸具有美容和消除疲勞的作用。

美國佛羅里達大學研究證實，食用柑橘可以降低沉積在動脈血管中的膽固醇，有助於使動脈粥樣硬化發生逆轉。有研究表明，常吃橘子的人患冠心病、高血壓、糖尿病、痛風的比例比較低。如果把橘子內側的薄皮一起吃下去，除維生素C外，還可攝取膳食纖維——果膠，它可以促進通便，並且可以降低膽固醇。

性味歸經

味甘、酸，性涼。入肺、胃經。

功效

❶開胃理氣，止渴潤肺，止痛散結。

❷胸膈結氣，嘔逆，消渴等病症。

❸臨床還用於因肝經氣滯而伴有乳房脹痛或出現乳腺小葉增生的女性患者。

宜忌

❶風寒咳嗽及有痰者不

宜飲用。

❷ 近年來，橘子摘下後大多用保鮮劑浸泡後再上市。浸泡過的橘子對果肉沒有影響，但橘子皮上殘留的保鮮劑卻難以用清水洗掉。做橘子果酒時要留意這個問題。

鑑賞品嚐

橘子中的營養成分完全溶解在果酒中，營養豐富。同時，橘子酒富含大量的多酚，可以抑制脂肪在人體中堆積，是現代人餐桌上的新寵。橘子果酒不僅營養豐富，而且色澤鮮黃，香氣濃烈，甜酸適度，令人聞則思念，望則垂涎，食則甘美。具有生津止渴，潤肺和補肝安神等功效。

酒的小百科 9

櫻桃酒

補血佳品 美容養顏

櫻桃是薔薇科植物櫻桃的果實。櫻桃呈球形或卵圓形，果皮多為鮮紅或紫紅色，有果核，果肉甜中帶酸。由於它形態矯小、高雅別致，又色澤豔麗，故有「果中珍珠」的美譽，被視為名貴水果之一。

每100克新鮮櫻桃含鐵量高達6毫克，比同量的蘋果、橙和梨高20倍以上，為百果之冠。故櫻桃有助治療和預防缺鐵性貧血，是補血、增強體質的天然佳品。此外，櫻桃所含的胡蘿蔔素也比蘋果、柳橙和葡

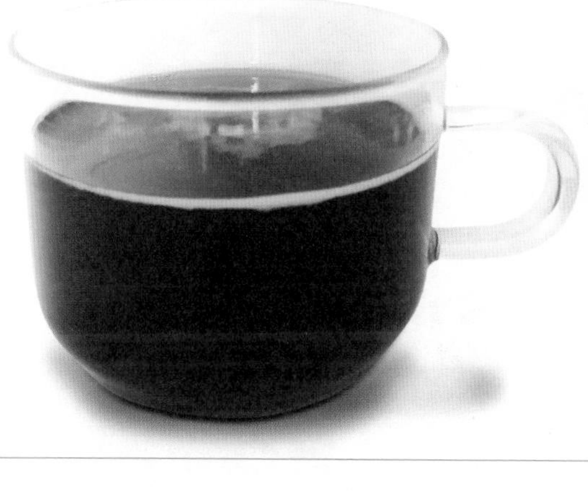

萄多4至5倍，還有豐富的維生素B和C。無怪乎《滇南本草》指它「治一切虛症，能大補元氣，滋潤皮膚。」

近年國外對櫻桃的研究，除佐證中醫所說，有改善關節不利、風濕腰腿疼痛等效用外，還認為它可改善睡眠、防止癌症和心臟病等。這些研究發現，櫻桃含有花青素（anthocyanins），能消炎鎮痛，可緩解關節炎、痛風症等引起的疼痛。而且，花青素還是一種抗氧化劑。另外，又發現櫻桃含豐富的褪黑激素（melatonin），具強力的抗氧化功能，對改善睡眠、延緩衰老有重要作用。

性味歸經

味酸甘、性溫、澀而無毒。入肝、胃、腎經。

功效

❶ 止渴生津、養脾醒胃。補血益氣、滋肝養腎。

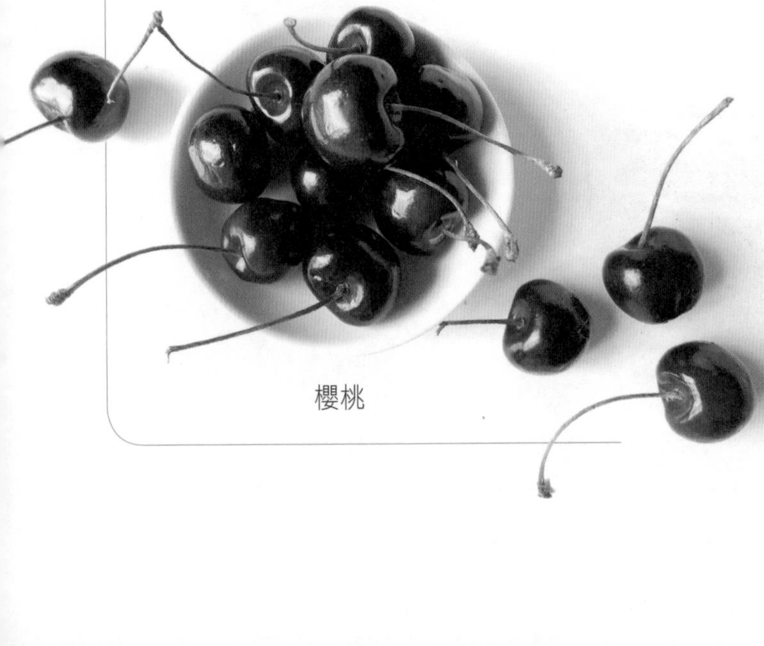

櫻桃

❷ 滋潤皮膚、美顏。

❸ 病後體弱常見的氣血不足；脾氣虛弱所致的面色無華、乏力，四肢不仁，關節不利。

❹ 體質虛弱以及中風後遺症者，均可飲服櫻桃酒，有保健治療作用。

宜忌

櫻桃多食，可發虛熱，因其性屬火。兒童、燥熱和陰虛火旺的人不宜一次吃太多。

鑑賞品嚐

一簇簇繁花似雲的櫻花，在春天不但供人欣賞，而且果實「先百果而熟，故古人多貴之」。又因黃鶯喜歡啄食這種果子，又叫鶯桃。李時珍在《本草綱目》中說它圓如瓔珠，瓔和櫻同音，後人就叫櫻桃了。由於櫻桃顏色紅豔，體態嬌小，古人常形容美女的嘴為「櫻桃小口」。

櫻桃有不同的品種，熟時深紅色的叫朱櫻；顏色發紫，皮裡有細黃點的，叫紫櫻；其色黃而發亮的，叫蠟櫻；小而紅的叫櫻珠；大如彈丸，核小肉厚，其甜如蜜，叫崖蜜。其中以紫櫻為好，個大肉甜，色鮮漿多。

酒的小百科 10

桑椹酒

補腎養血 生津潤腸

桑樹有「東方自然神木」之稱，桑椹為桑科植物桑的果穗，又名桑果、桑實、桑棗、黑椹、桑葚子、文武實等。桑椹是一種球形或橢圓形小漿果，看去像似由無數肉粒所構成，一般有黑紫色和白色兩種，熟時飽含汁液，味酸甜，有清香。桑椹嫩時為青白色，初熟時呈淺紅色，成熟後變為紫黑色，可鮮食。味甜並略帶酸。入藥多於變紅時採收曬

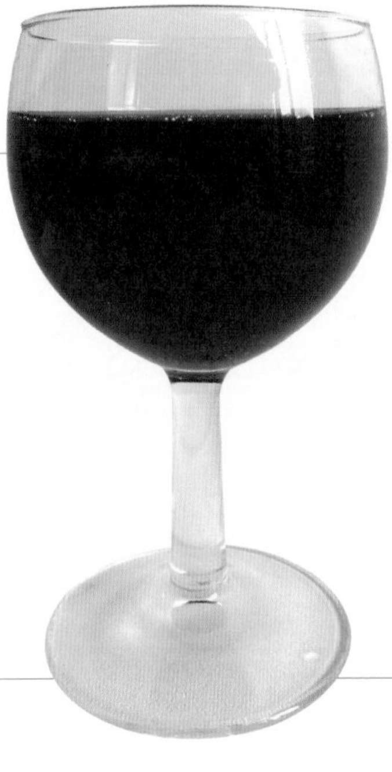

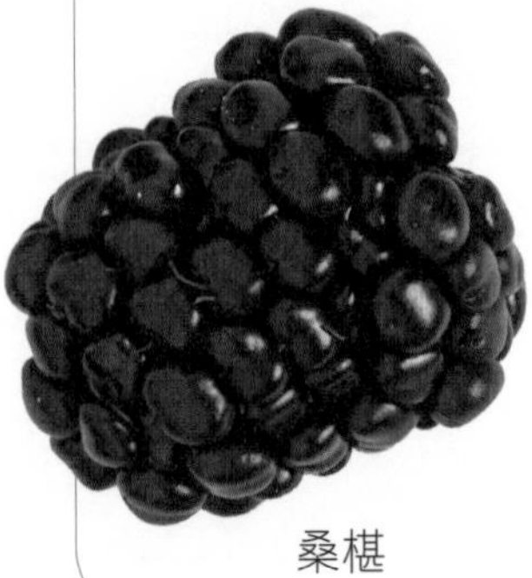

桑椹

乾，或略蒸後曬乾用。

桑椹是良好的中藥。入藥以黑桑椹為好，生用或熬膏均可。桑椹蜜、桑椹膏用於治療神經衰弱、失眠和肝腎不足引起的頭暈眼花、頭髮早白及貧血、便秘等症。

桑椹富含維生素B_1、B_2、C、D，鞣質，蘋果酸、檸檬酸，葡萄糖、果糖，蛋白質，鈣、磷、鐵，胡蘿蔔素。臨床實驗證明，桑椹能提高細胞免疫功能，桑椹煎液能促進粒細胞生長，並能激發淋巴細胞轉化，提高淋巴T細胞的數量與質量，有免疫調節作用，並能升高免疫球蛋白，增強吞噬細胞的活性，提升人體的免疫功能。桑椹能加快胃液的分泌，有促進胃腸蠕動的功用。

性味歸經

味甘性寒。歸肝、腎經。

功效

❶具有補益肝腎，滋陰養血，生津潤腸，熄風退熱等功效。

❷肝腎陰血虧虛所致的頭暈耳鳴，腰膝酸軟，目暗昏花，鬚髮早白，失眠，遺精等；亦可用於津傷口渴，腸燥便秘

等症。

宜忌

❶冷浸法自製桑椹果酒：將鮮桑椹搗汁，兌入適量白酒內和勻密封，3天後即可飲用。每日服1小盅。

❷脾胃虛寒作泄者勿服。

❸研究指出桑椹不宜多食，因其含有胰蛋白酶抑制物質，食用過量會使腸道內各種消化酶，尤其是胰蛋白酶的活性減弱，容易引起出血性腸炎，甚者還可出現鼻出血，頭暈等症狀。

鑑賞品嚐

桑椹果漿，色味俱佳。桑椹果酒，甜酸適口，風味別致，甘醇程度可與葡萄酒媲美。

酒的小百科 11

青梅酒

改善體質 消除疲勞

青梅，又稱果梅、酸梅，屬於薔薇科果樹之一。青梅其果大核小，果型端正，肉質鬆脆，酸鮮爽口。青梅營養豐富，並具有較高的藥用價值，屬強鹼性果品，有「鹼王」的稱號，可以有效調節體內的酸鹼度，減少腹瀉和皮膚出現過敏症狀。青梅中含有鈣、鎂、鈉等多種礦物質。它不僅可以中和血液的酸性，保持體液的弱鹼性平

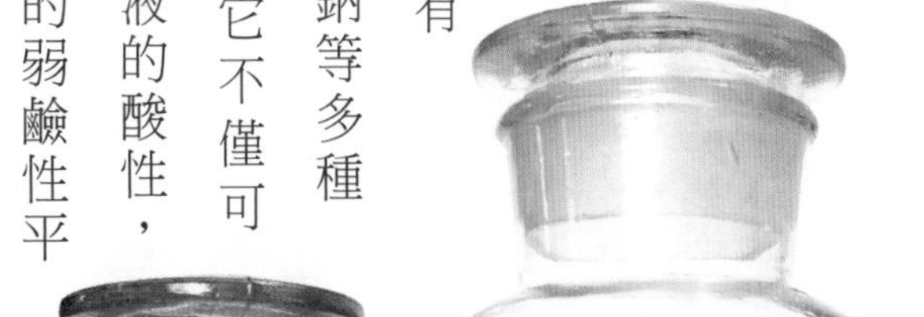

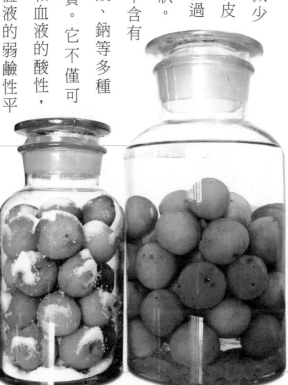

衡，還可以預防多種疾病。

梅果中含有多種維生素和微量元素，特別是它含有17種胺基酸，其中有8種人體必需的胺基酸，這些胺基酸有利於人體蛋白質構成和代謝功能的正常運行，防止人體癌症與心血管系統疾病的發生。日本醫學界對青梅頗有研究，認為青梅具有「淨血、解毒、殺菌」三大功能。

性味歸經

性平味酸，歸肝、胃經。

功效

❶ **殺菌消炎：** 青梅中的有機酸具有殺菌效果，還可抑制細菌繁殖，提高腸內的殺菌作用，可以消炎、止瀉。淨血、解毒、殺菌是保持人體自身健康的三大要素，而青梅全具備。

❷ **促進唾液分泌：** 青梅裡含有豐富的有機酸，能促進唾液分泌。唾液有幫助消化，增進食慾，改善胃腸道功能的作用。青梅酒要在飯前喝就是這個原因。唾液腺激素能促進細胞的代謝，防止細胞老化。

❸ **減肥：** 青梅中含有枸櫞酸，可以促進體內代謝，防止中性脂肪在體

內停留。青梅酒中的多酚可抑制脂肪在體內的堆積，有養顏塑身的效果。

❹**排毒通便**：青梅有預防結石的作用。因其含有豐富的檸檬酸，而血液中的鈣質與檸檬酸結合後很容易溶解，因此，可減少結石的形成。此外，梅子中的兒茶酸能促進腸道的蠕動，有效消除便秘。

❺**駐顏美容**：青梅酒味道酸甜，飲用後能刺激唾液腺分泌較多的腮腺素，腮腺素可促進新陳代謝，延緩衰老，使其皮膚組織和血管趨於年輕化，因此，常被稱為「返老還童素」。此外，青梅還能促進皮膚角質層的代謝，防止皺紋和斑點的出現。它還被證明有促進骨骼和牙齒的鈣化，以及促進週圍硬組織生長的作用。

❻由於酒本身的利尿作用，加上菜餚中的鹽分增加了血液濃度，所以飲酒後易產生渴感。這時飲水過多，對肝臟也不利。最好的辦法是吃些水果，這樣既可中和酸性，水果中的糖分又能促使酒精在體內燃燒，從而減少其對肝臟的毒害。青梅中含有豐富的有機酸，可以提高肝臟的解毒作用，且能

預防脂肪沉澱在肝臟內，保護肝臟。

宜忌

超市裡有許多青梅酒，產地、牌子、名稱都稍有不同，例如：貴梅酒、梅酒等。購買時要留意酒精度。因為青梅酒甜酸香醇，非常可口；酒的顏色也是微黃、透明，很清雅，常讓人有低酒精飲料的感覺，飲用時往往不知不覺過量。而有的青梅酒是用青梅原酒，加上白砂糖、水、酸味劑（蘋果酸）製成的，有的是兌加食用酒精的，度數也在14％左右。有的還可能添加一些青梅之外的中藥，因此，要根據個人的體質、病症，在用餐時適量飲用，不能用它代替普通飲料。

鑑賞品嚐

青梅口味以清酸稱絕。它以酸為本，風味獨特，可以促進人體內的新陳代謝，有助於消除疲勞，舒緩壓力。當夏日倍感疲憊或慵懶時，來一杯冰凍梅酒，可驅趕煩悶，讓人心曠神怡。

酒的小百科 12

葡萄酒

有益心臟 減壓怡情

葡萄酒是用新鮮的葡萄或葡萄汁經發酵釀成的酒精飲料。通常分為紅葡萄酒和白葡萄酒兩種。

葡萄成熟後，天然水分含量高達90％以上，釀酒的過程中不需另外添加水，這是葡萄酒與其他許多用香料、色素兌出來的果酒和飲料的

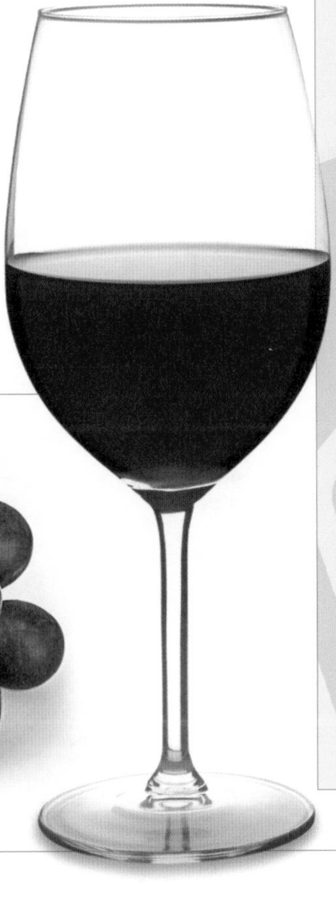

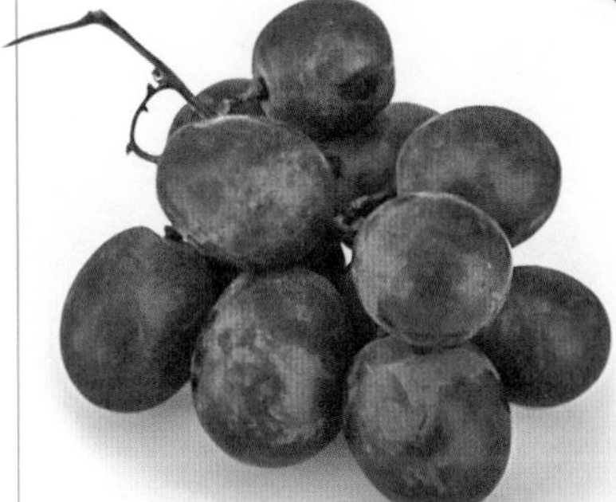

紅葡萄

最大區別。葡萄酒是發酵後的紅葡萄汁，不添加糖或酒精，有效地保存了葡萄的營養成分及多種功能成分。酒精含量約為12％，含糖量不超過4.0克／升，口感不甜，略酸、微澀。

除了胺基酸，葡萄酒還能提供熱能、各種維生素以及各種礦物質等。葡萄酒含有豐富的維生素B_{12}，可改善貧血，並有營養強壯功能，提高人體機能。難怪西方人把葡萄酒與麵包、肉類一起稱為「生命組合」。葡萄酒中的多酚類物質，能夠防止自由基氧化，延緩人體衰老，並能使血管保持彈性，對心血管病的防治具有重要意義。

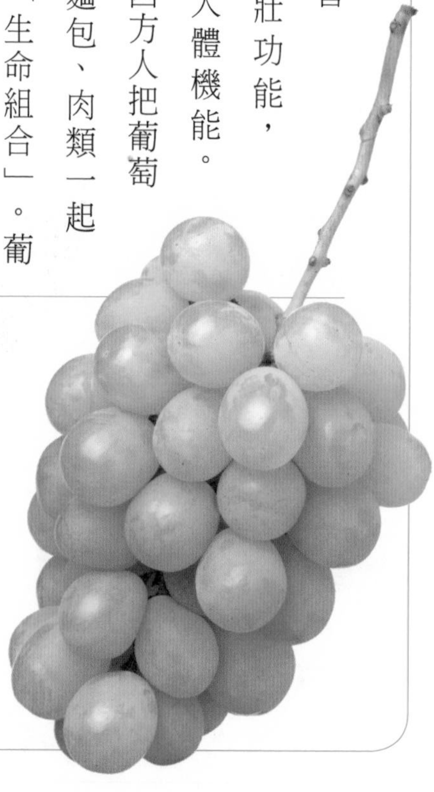
白葡萄

性味歸經

辛、甘、苦，溫。歸肝、胃、肺經。

功效

❶ **延緩衰老：**紅葡萄

酒中含有較多的抗氧化劑，如酚化物、鞣酸、黃酮類物質、維生素C、維生素E、微量元素硒、鋅、錳等，能消除或對抗氧自由基，所以具有抗老防病的作用。紅葡萄酒的SOD活性特別高，其抗氧化功能比由葡萄直接提煉要高得多。

❷ **幫助消化：**60～100克葡萄酒，可以使正常胃液的產量提高120毫升。紅葡萄酒的丹寧，可以增加腸道肌肉系統中的平滑肌纖維的收縮性。因此，葡萄酒可以調整結腸的功能，對結腸炎有一定的療效。甜白葡萄酒含有山梨酸鉀，有助於膽汁和胰腺的分泌。因此，葡萄酒可以幫助消化，防治便秘。

❸ **美容養顏：**葡萄酒滋補作用甚強，維生素B_1、B_2、B_{12}、C等含量尤為豐富。優質的紅葡萄酒中含有豐富的鐵質，加上酒精本身具有活血暖身的作用，長期少量飲用可改善貧血或虛弱體質，使臉色變得紅潤，對女性非常有好處。

❹ **預防心腦血管病：**紅葡萄酒中含有白藜蘆醇（Resveratrol）成分，它是在釀製過程中葡萄皮

裡存在酒液中的抗氧化物，能預防血小板凝集，降低血液黏稠度，使血液循環流暢，降低心臟病罹患率。

❺**預防癌症：**葡萄皮中含有的白藜蘆醇，可以防止正常細胞癌變，並能抑制癌細胞的擴散。在各種葡萄酒中，紅葡萄酒中白藜蘆醇的含量最高。美國研究人員分析了7萬多名中年男性的資料，4年間，210人被診斷患肺癌。研究發現，喝啤酒、白葡萄酒或含酒精飲料與肺癌的發病無關。另一項研究也證明，每天喝一杯紅葡萄酒可能會減少60%的患肺癌風險。

❻**降低第二型糖尿病風險：**研究分析發現，在碳水化合物攝入較多（白麵包、馬鈴薯等）的參試婦女中，喝少量紅酒（平均每天15克）的婦女罹患糖尿病危險比滴酒不沾者低30%。

❼**有效防治牙周病：**每天喝一杯紅酒能有效防治牙周病。科學家從波爾多葡萄酒中提取了一種「多酚」的化合物，並研究它對各種牙周疾病細菌的影響。研究結果發現，多酚對於鏈球菌和葡萄球菌等威脅人類口腔健康的細菌有著

顯著的抑制作用。

宜忌

❶ **多紅少白：**研究發現，紅酒能預防心臟的冠狀血管栓塞，降低血小板的活躍性達75％。此外，紅葡萄酒含有一種被稱為槲皮酮的植物色素成分。這種色素具有抗氧化和抑制血小板凝固的雙重作用，可以保持血管的彈性與人體血液暢通，不易導致心臟缺血。白葡萄酒因在釀製過程中槲皮酮喪失殆盡，幾乎無保護心臟的作用。

❷ **巧搭配，益健康：**紅葡萄酒配紅肉類食物，包括中餐中加醬油的食物；白葡萄酒配海鮮、白肉類食物和蔬菜類。有研究發現，如果吃肉的時候喝杯紅酒，其中的多酚就可以防止肉在胃裡分解為有害物質。

❸ 美國《科學》雜誌報導，飲用葡萄酒對身體虛弱、患失眠和精神倦怠以及老年人來說，無疑是一劑良藥。

❹ **儲存紅酒：**應平放儲存，軟木塞浸泡日久會分解、產生木屑。飲用前一天要直立，讓木屑沉澱到瓶底。紅酒的瓶底中間凸起，這設計不是為了好拿酒瓶，而是要讓木屑沉澱到凹溝。

鑑賞品嚐

葡萄酒分為紅葡萄酒和白葡萄酒。白葡萄酒的顏色，以近似無色至琥珀色為好；紅葡萄酒則以寶石紅為佳。在酒香方面，不但要有葡萄固有的果香，而且要有令人愉快的酒香。在風味上，要求酒質醇厚，前香適中，後香綿延，馥香爽口和回味深長。

好的紅酒是藝術品，

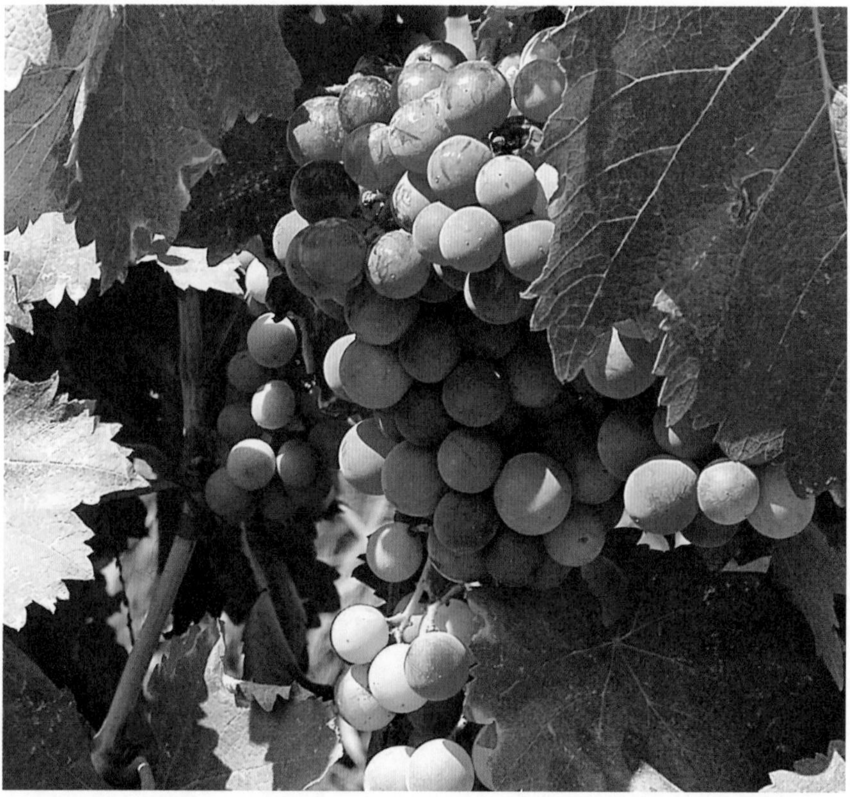

不應「喝」，而應「品」。每次品之前，先晃動酒杯，再用鼻子深吸一下，然後淺嚐一口，讓酒液在口腔保留一段時間，之後才嚥下去。

紅葡萄酒鮮豔的顏色，清澈透明的體態，使人賞心悅目；品嚐時酒中丹寧微帶澀味，促進食慾。獨特的紅葡萄酒風味和成分讓它最適於佐餐，它不但能開胃、消食提高用餐品質，又使人興奮、放鬆心情。

優質的紅酒停留在口腔內時應有幼滑感，慢慢感受到其香醇，然後味道會豐富起來。酒香會令你有回味感，而且在口腔內久久未能散去。

第一步：酒溫

喝紅酒不可以加冰，實際上，飲用紅酒的傳統溫度是清涼室溫，在這溫度下，各種年份的紅酒都處於最佳狀態。台灣的冬天，可以直接飲用。夏天時，飲前可將酒放到冰塊桶裡。使其飲用溫度保持在14℃左右。

第二步：醒酒

一瓶佳釀通常是封存多年的，剛剛打開時味道未達到最佳狀態，這時就需要「喚醒」這支酒，在將酒倒入精美的醒酒器後稍待十分鐘，酒的異味散去，醒酒器讓酒和空氣大量接觸，待紅酒充分氧化之後，濃郁的香味就流露出來了。這就是為什麼紅酒杯一般都比較大，斟酒時卻只倒少量紅酒進去的原因。

第三步：觀酒

斟紅酒時以酒杯橫置，酒不溢出為基本要求。行家在光線充足的情況下將紅酒杯橫置在白紙上，觀看紅酒的邊緣就能判斷出酒的年齡。層次分明者多是新酒，顏色均勻的是有點歲數了，如果微微呈棕色，那有可能是一瓶陳年佳釀。

第四步：品嚐

在酒入口之前，先深深在酒杯裡嗅一下，此時已能領會到紅酒的幽香，再吞入一口紅酒，讓紅酒在口腔內多停留片刻，舌頭上打兩個滾，使感官充分體驗紅酒，最後全部嚥下，一股幽香立即縈繞其中。

特色酒

馬奶酒、蜂蜜酒、蛇酒、酒釀

酒的小百科 13

馬奶酒（奶酒）

舒筋活血　驅寒健胃

蒙古民族向來被喻為「馬背上的民族」，而馬奶酒是生活在草原上的蒙古人日常生活最喜歡的傳統飲料。蒙古族釀製馬奶酒的方法很特別。首先將剛擠的新鮮馬奶液倒入木桶，用木棍上下翻攪，發酵變酸脫脂，把優酪乳液倒進鐵鍋內，點火升溫，煮沸奶液。大量的水蒸氣，通過冷卻系統散出時，凝結了很多無色透明的蒸餾水，這就是馬奶酒，初次提取的馬奶酒，酒力不大，一般在10度左右。經過如此反覆提

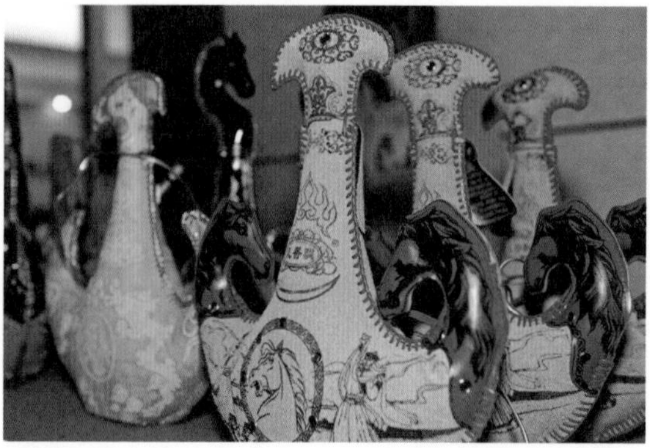

取，其烈度最高可達30度。

馬奶酒中含有多種營養成分，如糖、蛋白類、脂肪、維生素等，特別是馬奶中維生素C的含量比牛奶高，而脂肪卻不如牛奶多，不飽和脂肪酸和低分子脂肪酸均比牛奶高4～5倍。鮮馬奶釀製成馬奶酒後，糖分由6.7%銳減到1.4%～4.4%。

早年釀製奶酒的原料是馬奶，現在也有用牛奶、駝奶和羊奶釀製的奶酒。奶酒不僅是一種高尚聖潔的飲料，並且具有祛病醫疾的功能。《蒙醫藥典》曰：「馬奶酒味酸、甘、澀。有驅寒、舒筋、活血、補腎、消食健胃等效用。」

馬奶酒性輕而溫，味甘中有酸，微澀。有舒筋活血、健胃等功效，曾為元朝時期宮廷和貴族的主要飲料。馬奶酒一般呈半透明狀，酒精含量比較低，不僅喝起來口感圓潤滑膩、酸甜適口，乳香濃郁，而且和其他酒一樣具有性溫驅寒的特點。常飲具有潤燥補血、活血舒筋、健胃補腎等功效。

性味歸經

性溫，味甘中有酸。

功效

❶含有胺基酸、乳酸、酶和礦物質，以及芳香性物質和微量的酒精等。具有幫助消化、調理體質、柔軟皮膚、活血化瘀，改善睡眠，解毒、補血等功效。

❷對胃液減少症、黏膜炎、胃潰瘍、糖尿病、月經不調、肝病、水腫、壞血病、心臟病、高血壓以及神經衰弱等疾病有明顯療效。

宜忌

奶酒是一種很特別的酒，原料是新鮮的奶。因為奶的種類不同，酒的味道也有區別。發酵型奶酒屬於低酒精酒，酒精度不高於18度。蒸餾型奶酒是在發酵的基礎上，經過加熱提純，損失了絕大多數的營養物質，酒精度較高，在19～48度之間。奶酒可以加咖啡，成為美味的咖啡奶酒；可以加各種果汁，如：草莓汁、葡萄汁、橄欖汁等，成為果汁奶酒；可以和其他白酒加冰後一起飲用，冰涼爽口，適宜夏季飲用。還可以任意調配為多款雞尾酒。奶酒醇香濃烈，營養豐富，飲之興奮不易醉，但過量則又不易解。

鑑賞品嚐

適宜飲用溫度為5℃～16℃，冰飲口感更佳。根據個人情況適量飲酒，建議飲用量為每次125毫升以下。因發酵的馬奶酒含豐富的胺基酸、維生素，容易分解氧化，應避光保存。在保質期內早飲為好，最好是即開即飲，打開之後沒有喝完就需要及時扣蓋並冷藏，冷藏7天為宜，這樣才能防止酒內的營養物質減少並確保飲用的口感與品質。

動物乳還可以製成各種乳製品，例如：酥（酥油），為牛乳或羊乳經提煉而成的含油脂的乳製品。味甘，性微寒。具有補五臟，益氣血，止渴，潤燥等功效。適用於陰虛勞熱，肺痿咳嗽，吐血，消渴便秘，肌膚枯槁，口瘡等病症。還有酪，為牛、馬、羊等乳汁煉製含油脂發酵的乳製品。味甘、酸，性平。具有補肺潤腸，養陰止渴等功效。適用於虛熱，煩渴，腸燥便秘，肌膚枯澀，癮疹搔癢等病症。

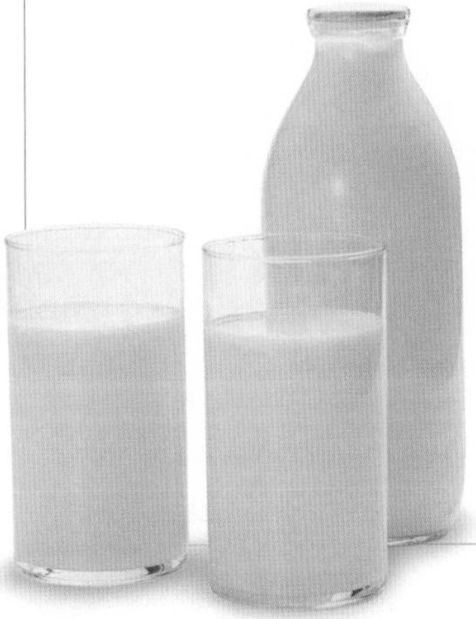

常見動物乳性味、功效及適應症一覽表

名稱	藥用部位	性味	功效	適應症
牛乳	為牛科動物黃牛或水牛的乳汁。	味甘，性平。	補虛損，益肺胃，生津潤燥。	虛弱勞損，消渴便秘，皮膚乾燥等病症。
馬乳	為馬科動物的乳汁。	味甘，性涼。	補虛潤燥，清熱止渴。	體弱病多者及血虛煩渴，虛勞骨蒸，癰瘡等病症。
駝乳	為駝科動物雙峰駝的乳汁。	味甘，性涼。	補中益氣，滋陰壯陽，強筋壯骨。	久病體弱、慢性肝炎、肺結核、胃潰瘍和炎性傷口。
羊乳	為牛科動物山羊或綿羊的乳汁。	味甘，性溫。	補虛損，潤五臟。	久病虛損，體弱羸瘦，肺癆咯血，產婦虧損，消渴，嘔逆，便秘等病症。

酒的小百科 14

蜂蜜酒

純正甜蜜 滋補養顏

蜂蜜酒，是將蜂蜜加水稀釋，經過發酵生成酒精而製成。蜂蜜中含有極高的糖分，極高的滲透壓使微生物難以繁殖。蜂蜜以水稀釋後，糖分的濃度下降，酵母菌便能夠在適宜的滲透壓下繁殖，開始發酵。

即使只是以水稀釋蜂蜜，也可以使從空氣落入蜂蜜中，處於休眠狀態的天然酵母繁殖發酵。但是以人工的方式加入酵母菌可以減少失敗的機會。

蜂蜜酒蜜香純正，甜酸適中，既保留了原料蜂蜜的營養成分，同時由於微生物的作用，又

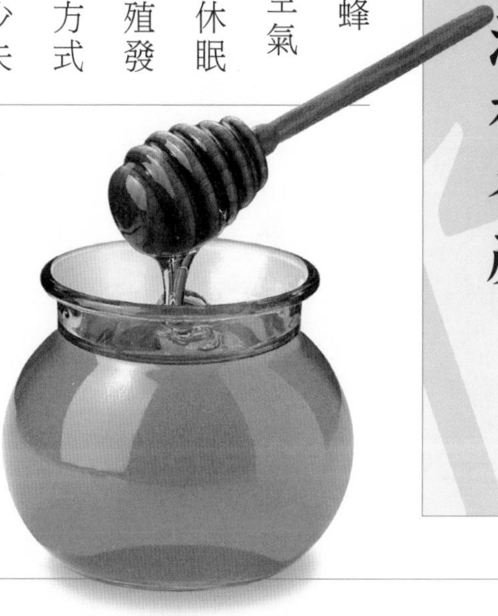

提升了胺基酸、維生素含量，大大提高了其營養和保健價值。蜂蜜酒在釀造時，糖分控制在4%以下，稱之為蜂蜜乾酒；糖分在5%以上，就釀成甜蜜酒。在4%～5%之間就稱之為蜂蜜半乾酒。

蜂蜜酒具有營養健身、滋補強體、保健美容、延緩衰老的特徵，對失眠、健忘、精神不振和性功能衰退等病症有療效。對胃腸慢性病、慢性支氣管炎和哮喘等痼疾，亦有良好作用。特別是具有強體美容等作用，能使皮膚紅潤，增強對感冒等外感病的抵抗力。

性味歸經

味甘，性平。歸肺、脾、大腸經。

功效

❶ 蜂蜜具有補中潤燥，緩急解毒等功效，適用於肺燥咳嗽，腸燥便秘，胃腹疼痛，病後虛弱、小兒營養不良等病症。

❷ 蜂蜜比蔗糖更容易被人體吸收，對婦、幼特別是老人更具有良好保健作用，因而被稱為「老人的牛奶」。

❸ 蜂蜜含有與人體血清

濃度相近的多種無機鹽和維生素、鐵、鈣、銅、錳、鉀、磷等多種有機酸和有益人體健康的微量元素，以及果糖、葡萄糖、澱粉酶、氧化酶、還原酶等，具有滋養、潤燥、解毒、美白養顏、潤腸通便之功效。

宜忌

據說，在中世紀的歐洲。新婚夫婦在家裡一個月不外出，新娘製作蜂蜜酒給新郎喝。傳說蜂蜜酒可以強壯身體，提高生育品質。因此取「蜂蜜的一個月」即為「蜜月」，便產生了蜜月（honey moon）這個詞語。但是，蜂蜜酒畢竟是酒，生育期的男女最好忌之。

鑑賞品嚐

蜂蜜酒天然、綠色、健康的特點與現代人，特別是上班族女性們飲用低酒精酒、追求健康的趨勢極為貼近。蜂蜜酒還特別適宜老年人飲用。因為老年人器官功能減退和新陳代謝能力逐漸降低，適量飲用淡酒，可和血行氣、壯神禦寒，頗有益處。每每細品小酌，不但使人神怡氣舒，還能增加胃液分泌，促進食物的消化吸收，又可擴張小血管改善血液循環。

酒的小百科 15

蛇酒

秋冬保健 營養豐富

在中國，食蛇始於南方，特別是廣東人歷來有秋冬季節食蛇的習俗，聞名全世界，也是季節飲食養生最好的選擇之一。蛇肉可食可藥，味道鮮美，營養豐富。然而，蛇的食用，最早是作為藥用的。《山海經·海內南經》記述蛇時說：「君子服之，無心腹之疾。」

中醫作為藥用時以白花蛇或烏梢蛇為主，主要取其祛風通絡定驚的功效，多用於風濕痺痛、驚癇、皮膚疥癬等症，至今臨床上仍常在中藥處方中配伍應用。近年有用蛇肉治療類風濕關

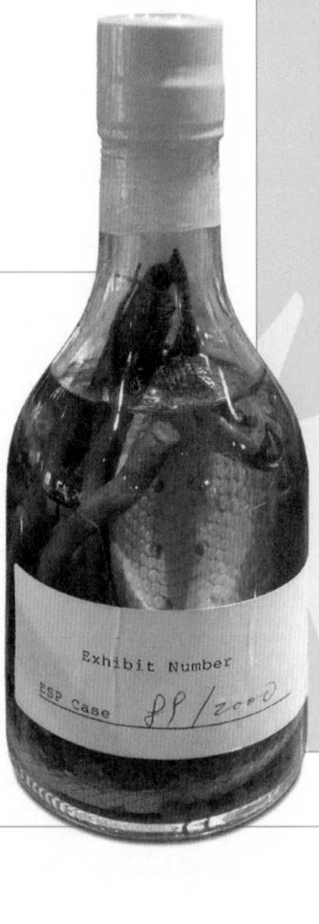

節炎取得一定療效的報導。民間在夏天給小兒喝水蛇肉湯，可清風熱，預防痱子或減輕其瘙癢。

所謂蛇酒，就是將蛇與酒按比例、保健目的配伍，蛇借酒性，酒助蛇力，二者合一可加強功效。蛇酒具有祛風活絡、行氣和血、滋陰壯陽、祛濕散寒等功效。適用於風濕、類風濕、類風濕關節炎、僵直性脊椎炎、四肢麻木、關節炎、筋骨疼、肩周炎、腰腿疼痛、口眼歪斜、無名疼痛等症狀。

功效

❶ 蛇肉含有豐富的蛋白質、礦物質和胺基酸。中醫認為，蛇具有驅風活血、除痰去濕的功效。

❷ 適合於關節炎及皮膚病患者食用。

❸ 蛇的種類不同，保健治療功效也各有側重，例如：眼鏡蛇的效用是強腰補腎；細紋南蛇食之有健腦補腦等功效；金環蛇抗病毒性強，可祛風除濕；白花蛇能清血毒，是中國著名的藥膳蛇。

宜忌

❶ 秋季食蛇為的是養生保健，但有的人怕蛇，雖然有勇氣吃上一兩片蛇肉，也覺得蛇味確實

鮮美，但一想到蛇的樣子就害怕。帶著這些心理上的恐懼，為了追求健康而強迫自己食蛇，反而形成了不利於健康的因素。因此，對於從來沒有食蛇經歷的人來說，還要注意排除一些心理障礙。不要盲目追求蛇的滋補作用，忽視了飲食心理這個最基本的食養原則。

❷ 孕婦及肝腎功能較差者忌飲蛇酒。

❸「三蛇酒」中如有少許沉澱，是由蛋白質引起，不影響藥效。

❹ 蛇酒，特別是烈性白酒製成的蛇酒並不適宜於春夏和特別乾燥的季節飲用。

鑑賞品嚐

浸泡地道的蛇酒成品透明、色呈淡黃、氣味略帶芳香及蛇腥氣，味膩清潤微澀。不含激素，無任何依賴性，是防病治病養生健體的一種純天然、性能獨特的功能型酒。飲用後吸收極為迅速，能快速發揮效果。飲用蛇酒既沒有飲用中藥湯劑之藥味苦澀，又沒有飲用白酒時的辛辣嗆口感覺，故有「天賜良藥」之美稱。

酒的小百科 16

酒釀

補血養顏 舒經活絡

「酒釀」，在香港叫「酒糟」。又稱醪糟、江米酒。是一種可在家裡製作，並廣泛流行於華人地區的小吃，味道甜，有酒味。酒釀是用糯米飯加入酒麴（由米和食用真菌製成）發酵而成的。酒釀，古代稱醪，歷史悠久。藥酒，從成分來講，亦有酒、醴、醪之分。

「酒」：指主要含普通藥材成分的藥酒。

「醴」：指除含普通藥材成分外，尚有糖的藥酒。

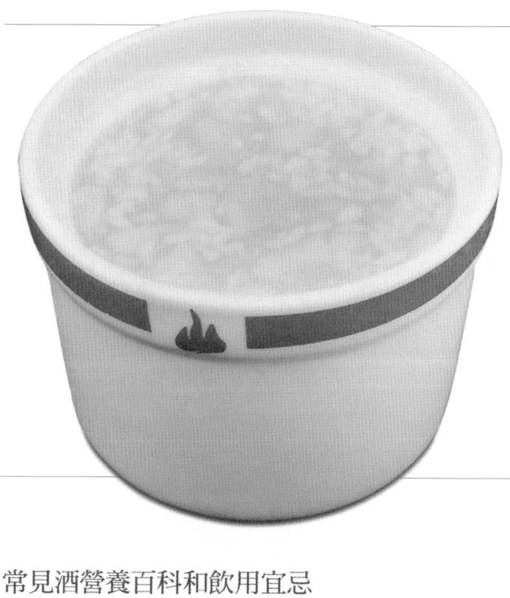

「醪」：即醪糟，指除含有糖之外，尚有釀酒所產生的酒渣成分。

中醫古籍中有許多記載。《綱目拾遺》：「行血，益髓脈，生津液。」《隨息居飲食譜》：「補氣養血，助運化。」酒釀能夠幫助血液循環，促進新陳代謝，具有補血養顏、舒筋活絡、強身健體和延年益壽的功效。適用於產婦血瘀、腰背酸痛、手足麻木和震顫、風濕性關節炎、跌打損傷、消化不良、厭食煩躁、心跳過快、體質虛衰、元氣不足、遺精下溺、月經不調、產婦缺奶和貧血等病症。

性味

味甘辛，性溫。

功效

❶ 對畏寒，血瘀，缺奶，風濕性關節炎，腰酸背痛及手足麻木等症，以熱飲為好。

❷ 對神經衰弱，精神恍惚，抑鬱健忘等症，加雞蛋同煮飲湯效果較佳。

鑑賞品嚐

酒釀可以直接食用，尤其在北方，以直接食用為主。由於酒釀中本身已有大量糖分，使用時不用再加糖。常見的方法是加入少許桂花調味。或者放入水果丁，味道也不錯。

在韓國餐廳，例如吃韓國烤肉的時候，有用酒釀佐餐的習慣，通常酒釀是稀釋過的，還加入一些松子仁。

酒釀還可以加熱，並將雞蛋打散後放進去，成為蛋花酒釀，既營養滋補，又養顏美容，男女均適宜。

酒釀湯圓的做法是先用糯米粉和好後搓成細長型的條狀，再切成一公分大小的湯圓。隨後將酒釀兌水燒開，放入湯圓，待湯圓浮起即熟，可以加入少量桂花增加清香。

酒釀湯圓清香爽口，有酒味但不濃烈。另外，在酒釀湯圓中打入雞蛋也是常見的吃法之一。

另有一種做法是待湯圓熟透，於熄火前加入酒釀。酒釀為發酵食品，久煮時菌種被高溫破壞，易走味導致口感不佳。

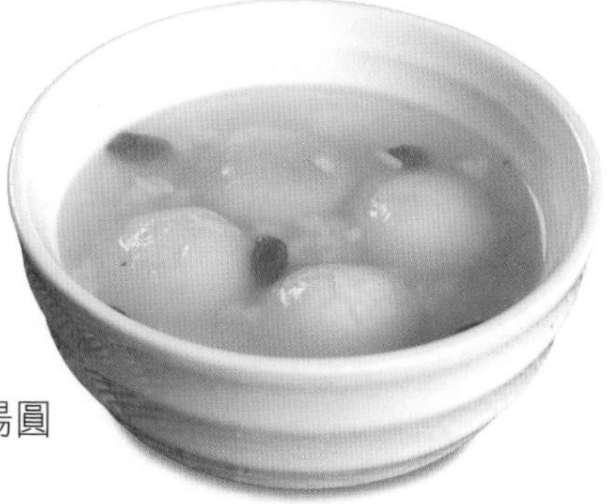

酒釀湯圓

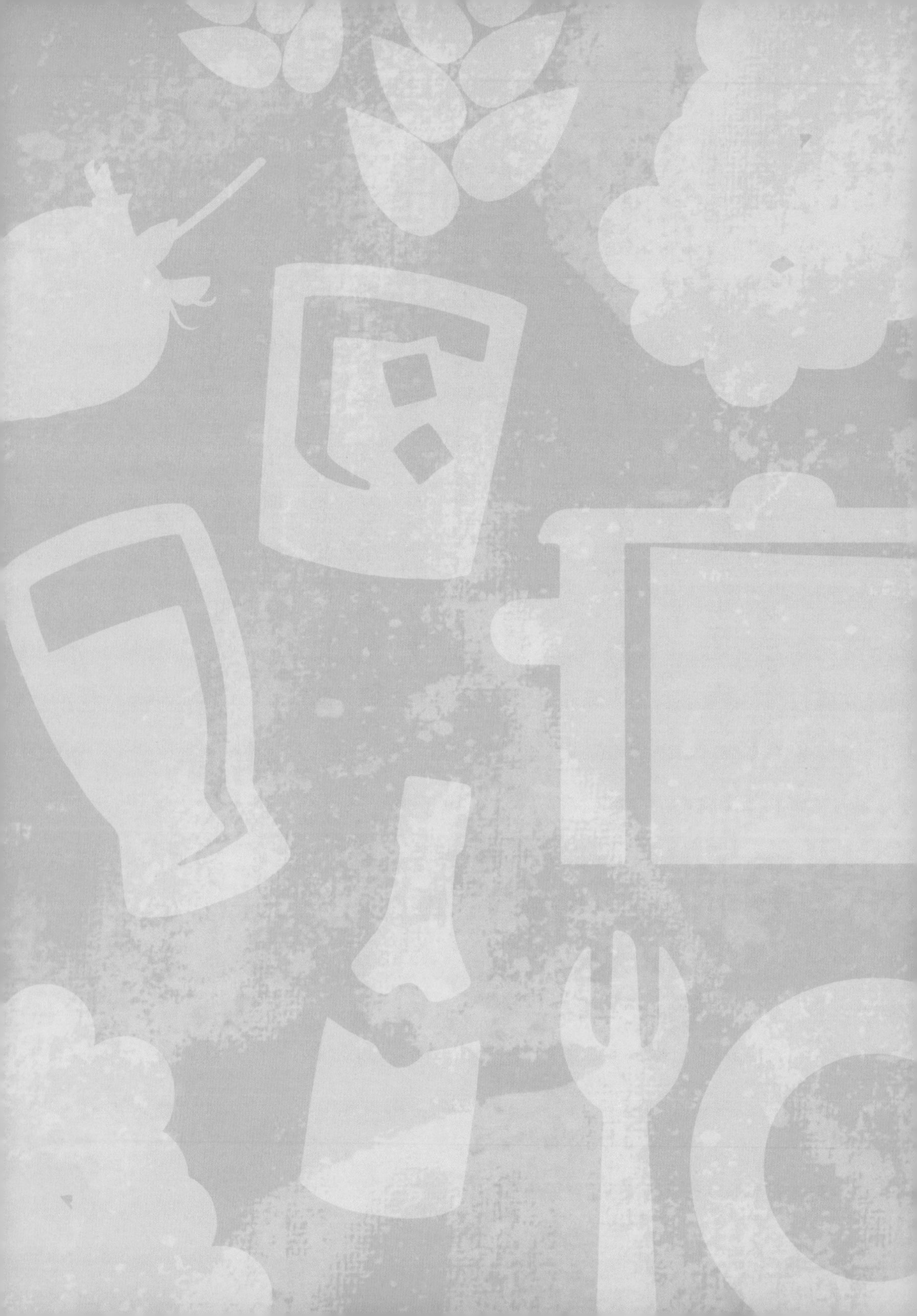

第四章

養生藥酒

本章分析常用藥酒的配方和適應病症。
建議使用藥酒保健療疾前，
請先諮詢中醫師的意見。

藥酒

《黃帝內經》有「湯液醪醴」篇，專門討論用藥之道。所謂「醪醴」者即藥酒。藥酒又名酒劑，是用白酒浸提藥材而得到的澄明液體製劑，多供內服，少數作外用，也有些藥酒內服與外用兼有效。為了調整口味，藥酒也常酌加適量的冰糖或蜂蜜。從古流傳至今的著名藥酒有「妙沁藥酒」等，目前在超級市場就可以買到的藥酒有很多，例如：龜壽酒、勁酒、五加皮酒、人參酒、枸杞酒、三鞭酒等。

酒性溫，味辛而苦甘，有溫通血脈、宣散藥力、溫暖腸胃、祛散風寒、振奮陽氣、消除疲勞等作用。適量飲酒，可以怡情助興，但酗酒則耗損元氣，甚至殞命。醫家之所以喜好用酒，是取其善行藥勢而達於臟腑、四肢百骸之性。

「久病多虛」，病深日久的慢性疾病，往往導致人體氣、血、陰、陽的虧損，而其形成皆非一時一日，其治療恢復也都需要一個過程。中醫認為「久病入絡」。各種慢性虛損疾病，常常存在不同程度的氣血不暢、經脈澀滯，治療時常需佐以活血通絡之藥物以增強療效。而補益藥酒主要配伍具有益氣補血、滋陰溫陽的滋補藥食，故更有益於慢性疾病的治療。人身氣血，貴在通調。如果雖得補益，而不能流通，則收不到補益之利，反生鬱滯之害。

藥酒的歷史文化

在羅振玉考證的《殷墟書契前論》甲骨文中有「鬯其酒」的記載。據漢代班固《白虎通義・考黜》解釋，「鬯者，以百草之香，郁金合而釀之成為鬯」。這表明在商代已有藥酒出現。藥酒是以單味或多味藥材浸泡酒中適當時日而成，屬配製酒類。

中國最早的藥酒釀製方，見於一九七三年馬王堆出土的帛書《養生方》和《雜療方》中。漢代，隨著中藥方劑的發展，藥酒便漸漸成為其中一部分，針對特定病症臨床應用，療效也進一步提高，如《史記・扁鵲倉公列傳》中「其在腸胃，酒醪之所及也」，記載了扁鵲認為可用酒醪治療腸胃疾病的看法。東漢張仲景《傷寒雜病論》中，則載有「婦人六十二種風，腹中血氣刺痛，紅蘭花酒主之」。此外，「瓜蔞薤白白酒湯」等，也是藥酒的一種劑型，借酒氣輕揚，能引藥上行，達到通陽散結，豁痰逐飲的目的，以治療胸痺。

隋唐時期，藥酒使用較為廣泛，孫思邈的《千金方》記載有藥酒方80餘首，涉及補益強身、內、外、婦科等幾個方面。《千金要方・風毒腳氣》中專有「酒醴」一節，共載酒方16首，《千金翼方・諸酒》載酒方20首，是中國現存醫著中，最早對藥酒的專題綜述。

隨著釀酒工藝的不斷發展和提高，有些藥酒不但具有強身保健，治療疾病的優點，而且口味醇正，成為風行一時的名酒，並成為宮廷御酒。如元代時期有羌族的「枸杞酒」「地黃酒」；大漠南北各地的「鹿角酒」「羊羔酒」；東北各族的「松節酒」「虎骨酒」；南方的「五加皮酒」「茯苓酒」；西南的「烏雞酒」「膃肭臍酒」等。

明代宮廷則建有御膳房，專造各種名酒，尚有「御製藥酒五味湯」「真珠紅」「長春酒」。當時民間作坊也有不少藥酒出售，如「薏仁酒」「羊羔酒」。另有一些人們自釀自飲的酒，如：

- **屠蘇酒**：寓意為吉祥、康寧、長壽。屠蘇酒是用酒浸泡大黃、白朮、桂枝、桔梗、防風、山椒、烏頭、附子等藥製成。相傳是三國時華佗所創製。每當除夕之夜，男女老少均飲屠蘇酒，目的是預防瘟疫流行。
- **菖蒲酒**：民間為了辟邪、除惡、解毒，有端午節飲菖蒲酒的習俗，歷代文獻均載有此酒的配方及服法。同時還有為了壯陽增壽而飲蟾蜍酒，和鎮靜安眠而飲夜合歡花酒的習俗。

- **桂花酒：**在中秋節時，無論家人團聚，還是摯友相會，人們都離不開賞月飲酒。五代王仁裕著的《天寶遺事》記載，唐玄宗在宮中舉行中秋夜文酒宴，並熄滅燈燭，月下進行「月飲」。到了清代，中秋節以飲桂花酒為習俗。桂花酒香甜醇厚，有開胃醒神、健脾補虛的功效，尤其適用於女士飲用，被譽為「婦女幸福酒」。
- **菊花酒：**歷代人們逢重九就要登高、賞菊、飲酒，延續至今不衰。除飲菊花酒外，有的還飲用茱萸酒、茱菊酒、黃花酒、薏仁酒等。

藥酒的特色

將中藥與酒「溶」為一體的藥酒，不僅具有配製方便、藥性穩定、安全有效的優點，更因為酒精是一種良好的有機溶劑，中藥的各種有效成分都易溶於其中，藥借酒力、酒助藥勢，可充分發揮其效力，提高療效。除內服外，藥酒還可以外用。將藥物置於75%酒精或白酒中浸泡，治療時用手沾藥酒，塗於體表後做手法治療，具有舒經活血、溫通發散之作用。

藥酒的特色主要表現在以下幾個方面：

適應範圍廣

藥酒既可治病防病，凡臨床各科一百九十餘種常見多發病和部分疑難病症均可療之；又可養生保健、美容潤膚；還可作病後調養和日常飲酒使用而延年益壽。

便於服用

有些藥酒方中，雖然藥味龐雜眾多，但製成藥酒後，藥物中有效成分均溶於酒中，劑量較之湯劑、丸劑明顯縮小，服用起來也很方便。又因藥酒多一次購進或自己配製而成，可較長時間服用，不必經常購藥、煎藥，省時省力。

吸收迅速

因為人體對酒的吸收較快，藥物之性（藥力）透過酒的吸收而進入血液循環，週流全身，能較快地發揮治療作用。臨床觀察，一般比湯劑的治療作用快4～5倍，比丸劑作用更快。

能掌握劑量

湯劑一次服用有多有少，濃度不一，而藥酒是均勻的溶液，單位體積中的有效成分固定不變，按量（規定飲用量）服用，能有效掌握治療劑量。

易於接受

因為大多數藥酒中摻有糖或蜜，做為方劑的成分之一，糖和蜜具有一定的調味和矯臭作用，甘甜悅口，因而服用起來，較易接受。

容易保存

因為酒本身就具有一定的殺菌防腐作用，藥酒只要配製適當，遮光密封保存，便可經久存放，不致於發生腐敗變質現象。

藥酒的營養分析

中藥的多種成分如生物鹼、鹽類、鞣質、揮發油、有機酸、樹脂、糖類及部分色素（如葉綠素、葉黃素）等均較易溶解於乙醇中。乙醇不僅有良好的滲透性，易於進入藥材組織細胞中，發揮溶解作用，促進置換、擴散，有利於提高浸出速度和浸出效果；還有防腐作用，可延緩許多藥物的水解，增強藥劑的穩定性。

研究證明，中國傳統中藥中有許多補益藥物具有延年益壽的功效。例如：枸杞，能降低血糖、膽固醇；何首烏，可降低膽固醇，防治動脈硬化；杜仲，能減少膽固醇的吸收，對中樞神經系統有調節作用；當歸，可抗貧血，能防止負責穩定血糖濃度的肝糖原減少，增加冠狀動脈血流量；地黃，能利水，降血壓；黃芪，能提高免疫功能，抗疲勞，擴張血管，改善皮膚血液循環，降低血壓；人參，能促進蛋白質合成，降低血糖，增強造血功能，提高免疫功能、抗疲勞能力，抑制高膽固醇血症的發生。選用這些藥物製成的補益藥酒，經常適量飲服，有延年益壽的效果。

藥酒的鑑賞品嚐

藥酒不但能治療內科、婦科疾病，用於治療外科疾病也獨具風格。王燾《外臺秘要》中有「治下部痔瘡方」。《使琉球錄》中也有用藥酒治「海水傷裂」的記載：「凡人為海水鹹物所傷，及風吹裂，痛不可忍，用蜜半斤，水酒30斤，防風、當歸、羌活、荊芥各二兩，為末，煎湯浴之，一夕即癒。」

利用藥酒延年益壽也是華人的一項創造，這在醫療實踐中已經得到了證實。如壽星酒，可補益老人，壯體延年；回春酒，久服助陽事，烏髮童顏，目視不花，常服身體輕健；延壽酒，和氣血，壯精神，益腎和胃，輕身延年；壽老固本酒，益壽延年，補虛烏髮，美容顏等。以歷史悠久的食療藥酒「妙沁藥酒」為例。妙沁之名來自道教「玄之又玄，眾妙之門」之義。王弼《老子》注：「妙者，微之極也」。《辭書》：「沁胃氣體或液體的滲入或透出」。《石室秘錄》：「妙沁瓊玉兮道藏秘方」。取其中妙沁一辭而名。

妙沁藥酒採用66味中草藥，以青藏高原上等冬蟲夏草為主要原料，輔以人參、高山紅景天、靈芝等多種天然中草藥精製而成。材料多採自大邑境西的原始密林。由於大邑境內西嶺雪山特有的地質地貌和氣候環境，人跡罕至，空氣降塵量為零，無污染，是一片高寒淨土，故而這裡的野生中藥材生長週期長，藥物有效成分積澱豐富，被視為「藥中上品」。

此酒基於道家「氣機升降」理論，調和人體五臟六腑，清心明目，和顏悅色，潤澤肌膚，通利關竅，和暢百脈。對脾腎虧損，血氣不和，氣滯血瘀，氣血兩虧所致的肝病、貧血、心血管疾病，可疏通經絡，調和血脈；對神經性頭痛、神經衰弱患者，能通經養血、益氣寧神；對厭食、胃病、便秘、痔瘡等胃腸道疾病，可補益脾胃、理氣和胃、補氣養血、化瘀和血；對鬚髮早白、頭暈目暗、遺精早洩者，能黑髮養顏、除偏頭痛，可收扶正祛邪之效。有飲者極為讚揚：「鶴鳴龍津兮源出金剛，妙沁瓊液兮道藏秘方，一盞通靈兮口齒生香，既扶正以祛邪兮，複身強而壽康」。

藥酒的製作方法

根據歷代的醫藥文獻記載，古代的藥酒與現代藥酒具有不同的特點，一是古代藥酒多以釀製酒的藥酒為主，亦有冷浸法、熱浸法；二是基質酒，多以黃酒為主，而黃酒的酒性較白酒緩和。現代藥酒一般選用白酒，因為酒精濃度太低不利於中藥材中有效成分的溶出，而酒精濃度過高，有時反而使藥材中的少量水分被吸收，使得藥材質地堅硬，有效成分難以溶出。對不善於飲酒的人來說或因病情需要，也可以採用低酒精白酒、黃酒或果酒等基質酒，但浸出時間要適當延長，或複出次數適當增加，以保證藥物中有效成分的溶出。製作藥酒時，通常是將中藥材浸泡在酒中，經過一段時間後，中藥材中的有效成分溶解在酒中，此時過濾去渣後即可飲用。

藥酒有冷浸法、煮酒法、煎膏兌酒法、釀做法等多種製作方法，家庭則以冷浸法最為簡便。

冷浸法

將按處方配齊的潔淨飲片或藥材適當切製或粉碎研磨成粗末，置於陶瓷罐、瓦罈或帶塞蓋的玻璃器皿中，按照處方加入適量的白酒（一般用低酒精白酒或黃酒），根據藥材吸水量的大小，按1：5至1：10的比例配製，密封浸泡，每天或隔天振盪1次，14～20天後，取上清液，並將藥渣壓榨，壓榨液與上清液混合，靜置過濾即得。為了調整口味，可加入適量的冰糖或白糖。藥渣可再加酒浸泡1～2次。一般宜在飯前溫服，每次按量飲用。如不善飲酒，可從少量開始，逐漸增量，亦可兌水後服用。

煮酒法

煮酒法又稱為熱浸法。這是一種較古老的製作藥酒、食用酒的方法，早在漢代就有青梅煮酒的傳說。這種方法既能加速浸取速度，又能讓一些成分容易浸出。煮酒時要注意防火安全，具體方法是：將按處方配齊的潔淨飲片或藥材適當切製或粉碎成粗末，置於適宜容器內，按配方規定加入適量白酒，封閉容器，隔水加熱至滾沸時取出，繼續浸泡至規定時間，取上清液，並將藥渣壓出餘液，合併、靜置、沉澱，過濾即得。或在適宜容器內注入適量白酒，將適度粉碎的藥物用紗布袋裝好，置於酒中，封閉容器，然後在水浴上保持一定溫度浸漬，取液同上法。也可採用隔水煮燉的間接加熱方法，即把藥料和酒先放在燉盅內，然後再放在另一盛水的大鍋裡煮燉。這樣既不會因溫度過高損失酒的成分，也比較安全。

釀做法

先將中藥材加水煎熬，過濾去渣後，濃縮，有些藥物也可直接壓榨取汁，再將糯米煮成飯，然後將藥汁，糯米飯和酒麴拌勻，置於乾淨的容器中，加蓋密封，置保溫處10天左右，應儘量減少與空氣的接觸，且保持一定的溫度，發酵後濾渣即成。

一般用這種方法可釀製成含糖分較高的醴或醪。

藥酒的飲用方法

有對症性

藥酒隨藥物的不同而具有不同的性能，進補者有補血、滋陰、溫陽、益氣的不同。治療者有化痰、燥濕、理氣、活血、消積的區別，因而不可一概用之。虛者宜補，血瘀者宜通；有寒者宜溫，而有熱者宜清。況且，每一種藥酒，都有適應範圍，要根據病情選用藥酒，辨證飲用。

限量服用

李時珍在《本草綱目》中指出：「酒，天之美祿也。少飲則和血行氣，壯神禦寒，消愁遣興，痛飲則傷神耗血，損胃亡精，生痰動火，此物損益兼行。藥酒亦然。」可見藥酒雖好，但必須適度飲用，一般以一日1～2次、一次10～50毫升為宜，切不可過量飲用。同時，也不應長期持續飲用藥酒。通常一個療程為3個月，喝了一個療程之後可暫停一個時期，之後，再視實際情況決定是否繼續飲用。年老體弱者，因新陳代謝功能相對緩慢，飲用藥酒也應當減量，不宜多飲。

因時而異

選用藥酒應根據自己的體質決定。凡服用藥酒或飲用酒，要根據個人的耐受力，不可多飲濫服，以免引起頭暈、嘔吐、心悸等不良反應。初春陽氣引發，辛甘之品可發散為陽以助春陽，溫服利於護陽。但大辛、大熱之人參、鹿茸、附子之類，則非春季養生所宜；一般來講，冬令進補為人們所共知。如唐代孫思邈所說：「冬服藥酒二三劑，立春即止，此法終身常爾，則百病不生。」說明冬季是飲用藥酒的最佳時節，尤其對於中老年人。

不宜飲用藥酒的人

肝病患者

因為肝炎病人的肝功能不健全，解毒能力降低，飲酒會使酒精在肝臟內積聚，使肝細胞受損傷而失去解毒能力，加重病情。慢性肝炎患者繼續飲酒會導致慢性酒精中毒和肝硬化，酗酒者中約有10％會出現肝病。飲酒者比不飲酒者的肝癌發生率高12倍以上。酒精性肝病目前尚無特殊療法，應徹底戒酒，適當休息，注意飲食，並服用保肝藥物。

高血壓患者

收縮壓和舒張壓均隨著飲酒量的增多而逐步升高，血壓升得愈高，心、脾、腎等重要器官的併發症也愈多，壽命愈短。飲酒引起的高血壓併發症中尤以腦血管疾病最為常見，其死亡率是不常飲酒者的3倍。在對飲酒的和不飲酒的高血壓患者給予同樣治療後，飲酒者的舒張壓不易控制，而不飲酒的人的高血壓症狀容易控制，因此高血壓患者宜戒酒，服用治療藥酒也應暫停。

中風患者

酒精易直接導致心律失常，引起心律紊亂或心肌病，以心房顫動最常見。酒精引起的心房顫動和心肌病會使心臟輸出的血量減少，造成附壁血栓形成，引起心源性腦栓塞。酒精還易引起強烈的血管舒張、收縮反應，造成血壓變化無常。如果飲酒者同時伴有高血壓動脈硬化、糖尿病等病症以及吸煙這一危險因素存在，則中風發生率將會提高，而且發病也比不飲酒者為早。而中風後遺症，適宜飲用藥酒，可促使病情早日康復。

骨折患者

骨折後飲酒過多，會損害骨骼組織的新陳代謝，使其喪失生長發育和修復損傷的能力。同時，酒精還能影響藥物對骨骼的修復作用。但少量飲用藥酒，則有助於骨折早日癒合。

育齡夫婦

孕婦飲酒對胎兒影響很大，即使微量的酒精也會直接透過胎盤屏障進入胎兒體內，影響胎兒發育，妊娠飲酒易導致胎兒酒精綜合症的發生，患兒80%以上為小兒畸形，並常有易怒、震顫、聽覺過敏和吸吮反應低下等表現。即使懷孕前1週內適量飲酒也會抑制胎兒的生長，導致新生兒體重顯著減輕。

其他

對酒有禁忌者不能服用，如酒精過敏者；患慢性腎炎、慢性腎功能不全、慢性結腸炎和消化系統潰瘍、浸潤性或空洞型肺結核、癲癇等患者，應禁止飲酒，以免加重病情。

兒童、妊娠和哺乳期婦女不適合服用。如遇有感冒、發熱、嘔吐、腹瀉等病症的人，不宜飲用滋補類藥酒。

滋補類藥酒

用於氣血雙虧、脾氣虛弱、肝腎陰虛、神經衰弱者，主要由黃芪、人參、鹿茸、冬蟲夏草等具有滋補作用的中藥製成。常用的藥酒有枸杞酒、桂圓釀、五味子酒、冬蟲草酒、五加皮酒、鹿龜酒（露酒）、春壽酒、周公百歲酒、長生酒、山茱萸酒、女貞子酒等。

枸杞酒

方源 《太平聖惠方》

配方 乾枸杞200克，白酒300毫升。

做法 乾枸杞洗淨，剪碎，放入細口瓶內，加入白酒，瓶口密封。每日搖一次。浸泡1週後開始飲用，邊飲邊添加白酒。

功效 方中枸杞味甘性平，可以養陰補血，益精明目。研究證明，枸杞有降低血糖作用，能輕微抑制脂肪在肝細胞內沉積和促進肝細胞新生，並可降低膽固醇，阻止動脈粥樣硬化的形成。製成酒劑，能通達經絡，助行藥力。

適應症 肝腎虛損型目暗、目澀、視弱、迎風流淚等目疾，並可長肌肉，益面色。

用法　每日晚餐或臨睡前飲用10～20毫升。

禁忌　外邪實熱，脾虛有濕及泄瀉者忌服。

桂圓釀

方源　《萬氏家抄方》

配方　潔淨的桂圓肉100克，白酒400毫升。

做法　將桂圓肉放在細口瓶內，加入白酒，密封瓶口，每日振搖一次，半月後可飲用。

功效　方中桂圓味甘性溫，能補益心臟，養血安神，對神經性心悸有一定療效。配合白酒，通經絡，行藥力，使之更有效地發揮作用。

適應症　虛勞衰弱、失眠、健忘、驚悸等。
用法　每日2次，每次10～20毫升。
禁忌　內有痰火及濕滯停飲者忌服。

五味子酒

方源　《藥學學報》
配方　五味子50克，60度白酒500毫升
做法　五味子洗淨，裝細口瓶中，加入白酒，封緊瓶口，每日振搖一次。半月後開始飲用。
功效　唐代《新修本草》載「五味皮肉甘酸，核中辛苦，都有鹹味」，故有五味子之名。

適應症　神經官能症之失眠、頭暈、心悸、健忘、乏力、煩躁等。
用法　每日2次，每次3毫升，飯後服用，也可佐餐。

春壽酒

方源　《萬氏家傳・養生四要》
配方　天門冬、麥門冬、熟地黃、生地黃、山藥、蓮子肉、紅棗30克。黃酒2.5公升。
做法　將7味藥材搗碎，混勻，置容器中，加入黃酒，密封，隔水加熱後，靜置數日，即可飲用。
功效　具有養陰生津，補腎健脾等功效。
適應症　陰虛津虧並兼有脾腎虛弱所致的腰酸、鬚髮早白、神志不寧、食少等症。有利於延緩因陰虛津少所致的未老先衰現象。

用法　不拘時，適量服用。藥渣可製成丸劑服用，每丸重6克，每次2丸，日服2次。

周公百歲酒

方源　《中國醫學大辭典》

配方　黃芪30克，茯神30克，黨參15克，白朮15克，茯苓15克，熟地30克，生地30克，麥冬15克，陳皮15克，山萸肉15克，枸杞15克，當歸20克，肉桂10克，川芎15克，防風15克，龜板膠15克，五味子12克，羌活12克，高粱酒1.5公升。

做法 將以上18味藥材挑揀乾淨，去雜質，共搗為粗末，用清潔紗布包好，放入盛酒容器中，加蓋密封，浸泡60天。

功效 具有補氣和血、益精補髓等功效。周公百歲酒是中醫傳統補酒，受到歷代醫家的推崇，它用多種中藥，補脾肺之氣，益肝腎之陰，和血脈，填精髓，使精血旺盛，氣血充沛，運化調和，神清心寧，故可活百歲矣。此方陰陽兼顧，配伍全面，對體弱久病或中老年仁體衰者，常服可令陰陽氣血兩和，百病可祛。

適應症 氣血虛弱，腰膝酸軟，神疲乏力，怔忡健忘，自汗盜汗，畏寒易感等。

用法 每日2～3次，每次20～30毫升，空腹溫服。

長生酒

方源 《惠直堂經驗方》

配方 枸杞、茯神、生地、熟地、山萸肉、牛膝、遠志、五加皮、石菖蒲、地骨皮各18克，好酒適量。

做法 將上藥盛於絹袋中，放人酒中，浸泡2週。

功效 具有補益肝腎，延緩衰老等功效。

適應症 適用於肝腎不足，腰膝乏力，心悸，健忘，鬚髮早白等症。

用法 每日服1～2小杯，日服1次。

禁忌 忌食蘿蔔。

山茱萸酒

方源　《中國藥膳學》

配方　山茱萸30～70克，白酒500克。

做法　山茱萸洗淨，入白酒內浸泡7天。

功效　具有補益肝腎，斂汗澀精之功效。

適應症　腎虛腰痛，遺精，體虛多汗等症。

用法　每服10～20毫升，日1～2次。

女貞子酒

方源　《本草綱目》

配方 女貞子200克，低酒精白酒500毫升。

做法 冬季果實成熟時採收，將女貞子洗淨，蒸後曬乾，放入低酒精白酒中，加蓋密封，每天振搖1次，1週後開始服用。

功效 補益肝腎，活血祛斑，抗衰強身。女貞為木犀科女貞屬常綠灌木或喬木植物，花語為「生命」。女貞的成熟果實有藥用價值，採收成熟果實曬乾或置熱水中燙過後曬乾，中藥稱為女貞子。其性涼，味甘苦，可滋補肝腎、明目烏髮。

適應症 老年斑。陰虛內熱、腰膝酸軟、頭暈目眩、肢體乏力、腎虛腰痛、鬚髮早白、心煩失眠、口燥咽乾、面色潮紅、手足心熱、舌紅、脈弦細數。

用法 每日1～2次，每次1小盅。

活血化瘀類藥酒

用於月經不調、痛經、瘀血性產後出血症、冠心病、輕度心絞痛者，主要由紅花、桃仁、當歸、益母草、丹參、田七等具有活血祛瘀作用的中藥製成。常用的藥酒有紅花酒、紅糖醴、地黃煮酒、當歸元胡酒、田七補酒、當歸紅花酒、當歸地黃酒、丹參酒、茶根酒等。

※本類酒孕婦忌服。

紅花酒

方源　《金匱要略》

配方　紅花100克，白酒400毫升。

做法　紅花放入細口瓶中，加入白酒，浸泡1週，每日振搖一次。

功效　方中紅花活血祛瘀力強，放白酒中浸製，借酒的辛溫行散，活血行氣之性，以增強藥性和便於藥力迅速到達全身經脈。紅花有草紅花和番紅花（藏紅花）之別。這裡用的是草紅花。

適應症　婦女血虛、血瘀性痛經症。

用法　必需時服用10毫升，也可兌涼白開水10毫升和加紅糖適量。

禁忌　孕婦忌服。

紅糖醴

方源　《子母秘錄》

配方　米酒50毫升，紅糖10克。

做法　米酒和紅糖同置小鍋中，以小火煮沸，待糖溶化後，停火。

功效　紅糖味甘性溫，能補中暖肝，活血化瘀。輔以米酒，促進血氣運行，增強療效。

適應症　感寒性腹痛、腹瀉等。

用法　趁熱頓服（一次性較快地服完）。

地黃煮酒

方源 《太平聖惠方》

配方 米酒200毫升，生地黃6克，益母草10克。

做法 米酒倒入瓷杯中，再加生地黃、益母草，把瓷杯放在有水的蒸鍋中加熱蒸燉20分鐘。

功效 方中益母草活血祛瘀，生地止血，製成酒劑，通達經絡，助行藥力。

適應症 瘀血性產後出血症。

用法 每次溫飲50毫升，每日2次。

禁忌 脾虛泄瀉，胃虛食少，胸膈多痰者慎食。

當歸元胡酒

方源 《儒門事親》

配方 當歸15克，元胡15克，製沒藥15克，紅花15克，白酒1公升。

做法 將上述4味藥材一併搗成粗末，裝入紗布袋內；放入乾淨的器皿中，倒入白酒浸泡，封口；7日後開啟，去掉藥袋，過濾去渣備用。

功效 有活血行瘀之功效，主治婦女因氣滯血瘀引起的痛經，以及血滯經閉，產後瘀阻腹痛，癥瘕積聚，跌打損傷瘀痛等症。當歸補血活血、調經止痛、潤腸通便。元胡活血利氣、止痛、通小便。製沒藥活血止痛，消腫生肌。紅花活血法瘀，止痛通經。此酒有活血行瘀之功效。

適應症 婦女因氣滯血瘀引起的痛經，以及血滯經閉，產後瘀阻腹痛，癥瘕積聚，跌打損傷瘀痛等症。

用法 每次10～15毫升，每日早晚各1次，將酒溫熱空腹服用。

禁忌 孕婦忌服此酒。

當歸紅花酒

方源 《本草綱目》

配方 當歸30克，紅花20克，丹參15克，月季花15克，米酒1.5公升。

做法 將上述4味藥材研成細末，裝入白紗布袋內；放進乾淨的器皿中，倒入米酒浸泡，封口；7日後開啟，去掉藥袋，酒色澄清後即可飲用。

功效 具有理氣活血，調經養血等功效。當歸補血活血，止痛潤腸，治療血虛，又可用於痛經。丹參、紅花活血祛瘀，通經止痛，養血安神，為調經之要藥；月季花疏肝解鬱，活血調經。

適應症 月經不調、痛經等症。

用法 每次15～30毫升，每日2次，將酒溫熱空腹服用。

禁忌 孕婦忌服此酒。

當歸地黃酒

方源 民間驗方

配方 生地黃50克，當歸尾50克，黃酒500毫升。

做法 將上述2味藥材一併搗成粗末；放進鍋中，倒入黃酒，在火上煮1小時；然後過濾去渣，裝瓶備用。

功效 具有補血止血的功效。地黃滋陰養血，治療吐血，鼻出血，婦女月經不調，崩漏腹痛等症。當歸補血和血，調經止痛，當歸尾有止血的作用。但當歸性滑，生地黏膩，所以脾胃虛寒，濕阻中滿及大便溏泄者應慎服。

適應症 產後血崩，腹痛等症。

用法 每次20毫升，每日3次，將酒溫熱空腹服用。

丹參酒

方源 《中藥製劑彙編》

配方　丹參300克，米酒適量。

做法　將丹參切碎；倒入適量的米酒浸泡15天；而後濾出藥渣壓榨出汁，將藥汁與藥酒合併；再加入適量米酒，過濾後裝入瓶中備用。

功效　具有養血安神等功效。丹參味苦，性微寒，入肝腎二經，活血，通心包絡，去滯生新，調經順脈，安神寧心，治健忘怔忡，驚悸不寐。藥理實驗結果證明，丹參有擴張冠狀動脈作用。能使冠狀動脈血流量增加，並使心率減慢，對防治冠心病大有益處。又因丹參含維生素E，所以也應有抗衰防老作用。

適應症　神經衰弱，記憶力減退，失眠健忘。

用法　每次10毫升，每日3次，飯前將酒溫熱服用。

茶根酒

方源　民間驗方

配方　新鮮茶樹根150克，黃酒50毫升。

做法　將茶樹根洗淨，切片，加黃酒及適量水，同煎20分鐘。

功效　具有強心，治心力衰竭等功效。茶樹根有強心作用，對冠心病心衰有一定效果。茶樹根味苦，服時不宜加糖調味，因加糖會降低效果。

適應症　可用於冠心病、心力衰竭的輔助治療，但不能作為主要治療藥。

用法　分2次飲服。

抗風濕類藥酒

用於風濕病患者，有固春酒、五龍二補酒、牛膝獨活酒、秘傳藥酒、風濕止痛藥酒等。

固春酒

方源　《隨息居飲食譜》

配方　鮮嫩桑枝120克，大豆黃卷（或黑豆）120克，生薏仁120克，功勞子120克，五加皮60克，金銀花60克，木瓜60克，蠶砂60克，川黃柏30克，松仁30克，燒酒5公升，白蜜120克。

做法　將藥材以絹袋裝好，燒酒和白蜜同時裝入壇內密封，隔水文火加熱1.5小時後取出，再浸7日即可飲用。

功效　有祛風除濕、宣痺止痛的功用，桑枝祛風通絡，五加皮、蠶砂除風濕，薏仁利水滲濕，功勞子、金銀花、川黃柏清熱燥濕，木瓜舒筋活絡，輔以松仁、大豆黃卷補益利濕。

適應症　感受風濕，兼有熱象的風濕關節疼痛、腫脹、活動不便等症。

用法　每日飲2.5毫升。

牛膝獨活酒

方源　《千金方》

配方　桑寄生30克，牛膝45克，獨活25克，秦艽25克，杜仲40克，人參10克，當歸35克，白酒1公升。

做法　將所有藥材洗淨後切碎；放入紗布袋中，縫口；放入酒中，浸泡30天；將藥渣取出，過濾備用。

功效　補養氣血，益肝強腎，除祛風濕，止腰腿痛。杜仲、牛膝、桑寄生補益肝腎，強筋壯骨。當歸、人參養血益氣。秦艽祛濕宣痺止痛。

適應症 腰膝發涼、痲木、酸軟疼痛，腿足屈伸不利，肝腎兩虧，風寒濕痺。

用法 每次20～30毫升，每日1次（上午9～11點服用為佳）。

秘傳藥酒

方源 《萬病回春》

配方 當歸、白芍、生地、牛膝、秦艽、木瓜、黃柏、杜仲、防風、白芷、陳皮各30克，川芎、羌活、獨活各25克，檳榔18克，肉桂、炙甘草各10克，油松節15克，白酒1.5公斤。

做法　將白芍炒過，黃柏用鹽炒，杜仲用薑炒，所有藥材搗碎放入絹袋中，倒入白酒貯於甕中，火上煮1小時，去渣備用。

功效　具有祛風活血、止痛、補腎之功效。

適應症　癱瘓腿痛，手足麻癢不能移動者。久痛不癒者可加虎脛骨（酥炙）25克，蒼朮（炒）30克。

用法　早、晚隨量飲。

風濕止痛藥酒

方源　《中國衛生部藥品標準中藥成方製劑》

配方　白酒8公斤，烏梢蛇45克，豨薟草150克，川烏頭15克，製附子15克，露蜂房45克，甘草15克，紅花30克，青風藤30克。
輔料：絡石藤60克，南藤60克，穿山甲45克，蜈蚣30克，全蠍45克，地鱉45克，牛膝15克，桂枝45克，桑寄生45克，白砂糖2公斤。

做法　將以上各藥碎斷，裝入布袋，放在容器中，加入白酒，密封，每天攪拌一次，浸泡30～40天後取出布袋壓榨，合併，過濾，濾液加白糖，攪拌溶解，密封，靜置15天，過濾，即成。

功效　祛風散寒、除濕通絡。

適應症　風寒濕痺、關節疼痛等症。

用法　每日服2～3次，每次服10～15克。

禁忌　孕婦及小兒忌服。

補腎壯陽類藥酒

用於腎陽虛、陽痿者，主要由鹿茸、淫羊藿、巴戟天等製成。有對蝦酒、至寶三鞭補酒、鹿筋補酒、蛇鞭雄睪酒、鹿茸大補酒、勁力補酒、蛤蚧大補酒等。

對蝦酒

方源 《本草綱目拾遺》

配方 新鮮大對蝦一對，60度白酒250毫升。

做法 大對蝦置大口瓶或瓷罐中，加入白酒密封浸泡1週。

功效 對蝦又名明蝦、大蝦、海蝦。味甘、鹹。入肝、腎經。具有補腎壯陽，益氣開胃，祛風通絡的功效。對蝦大者長5～6寸，肉肥色白。肉厚鮮美，營養豐富，烹食為佳餚。其功能與青蝦相近，但通乳托毒以青蝦為長，益氣開胃以對蝦為長。《本草綱目》記載：腎陽不足，脾虛食少：活對蝦酒浸炒食。

適應症 性機能減退，陽痿。

用法 每日隨量飲酒，也可佐餐。酒盡時，烹食對蝦分頓食用。

禁忌　陰虛火旺者忌。

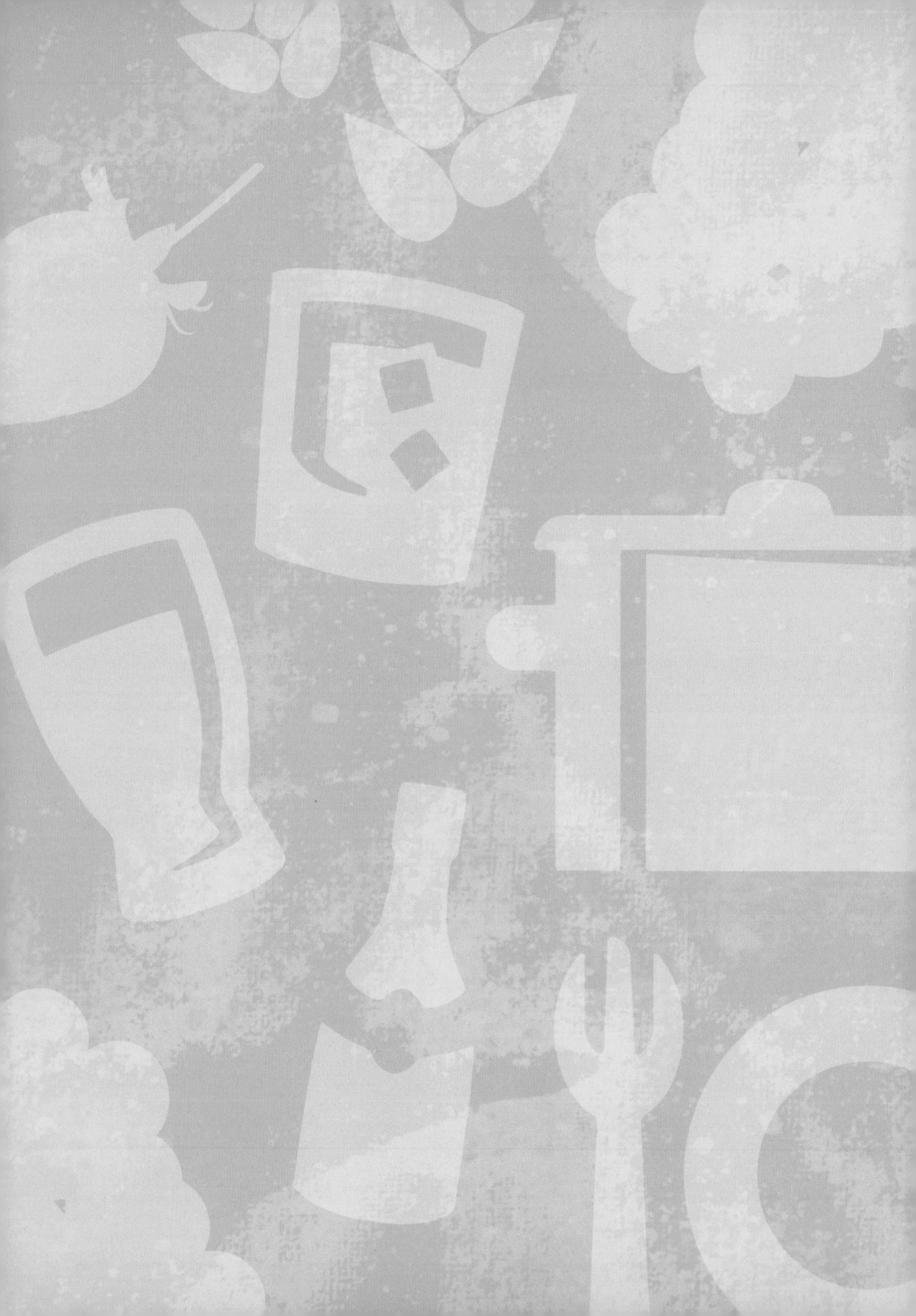

附錄

酒療常用藥材
性味、功效及適應症

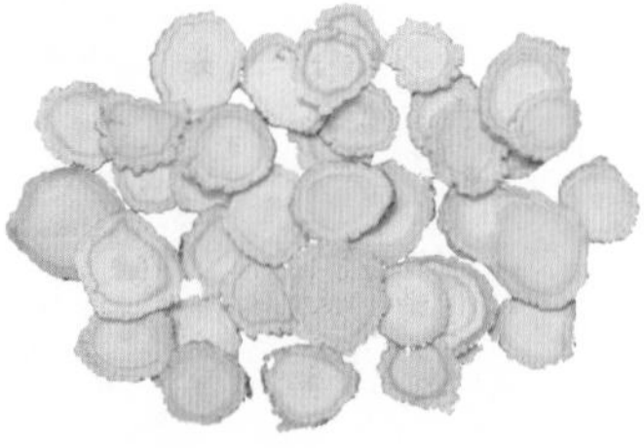

人參

味甘、微苦，性微溫。為五加科植物人參的根及根莖，現多用栽培品種。

功　效　補氣固脫、補益脾肺之氣、生津止渴、安神益智。

適應症　體衰脈微、冷汗肢涼，以及大失血後的虛脫症；也可用治心悸、氣短、神衰、消渴等症。

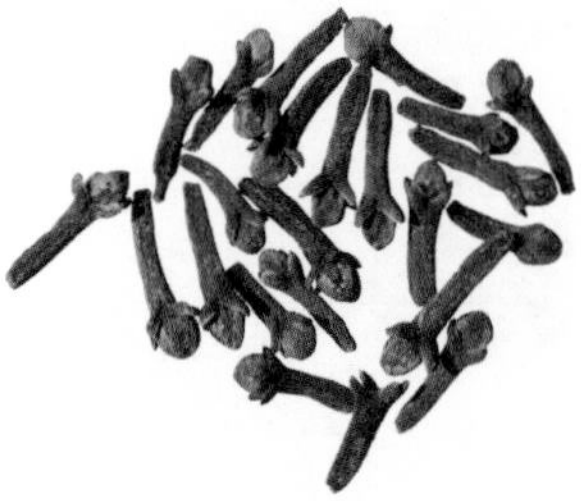

丁香

味辛，性溫。為桃金娘科植物丁香的花蕾。

功　效　溫胃降逆、溫腎助陽。

適應症　胃寒呃逆、嘔吐和腎虛陽痿、寒濕帶下等症。

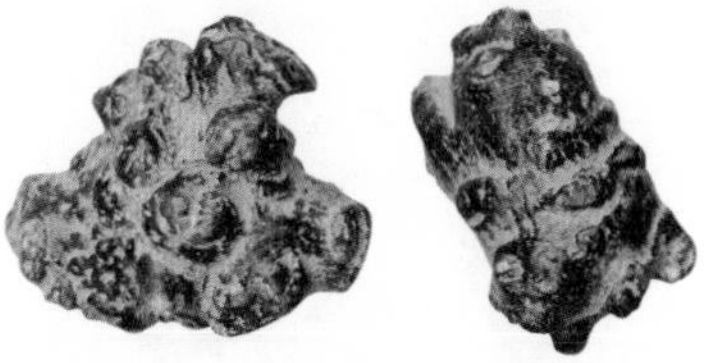

三七（田七、參三七）

味甘、微苦，性溫。為五加科植物三七的根及根莖。

功　效　散瘀止血、消腫定痛。

適應症　一切出血症，或創傷瘀血腫痛等症。

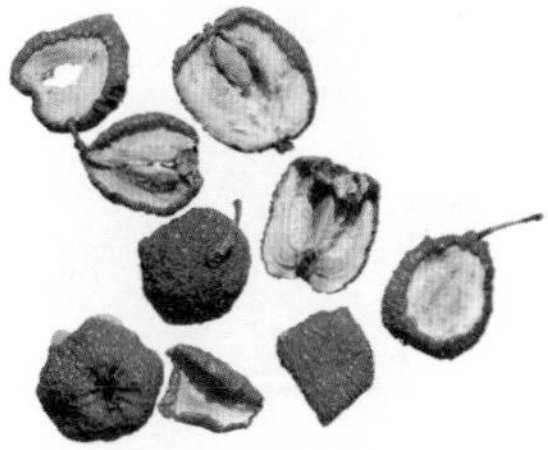

山楂

味酸、甘，性微溫。為薔薇科植物山楂或野山楂的果實。

功　效　消食積，散瘀血，驅絛蟲。

適應症　肉食積滯，瘀血性疼痛，產婦惡露不盡，高血壓、冠心病，小兒脾虛久瀉，以及急慢性腎盂腎炎等病症。

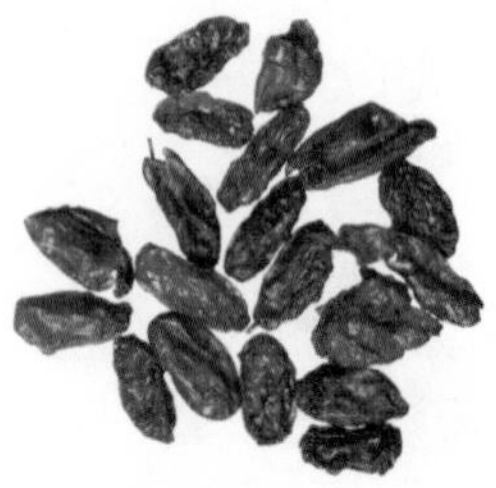

山茱萸（山萸肉）

味酸，性微溫。為山茱萸科植物山茱萸的果肉。

功　效　補益肝腎、澀精止汗。

適應症　眩暈、耳鳴、腰膝酸痛、遺精、尿頻、虛汗不止等症。

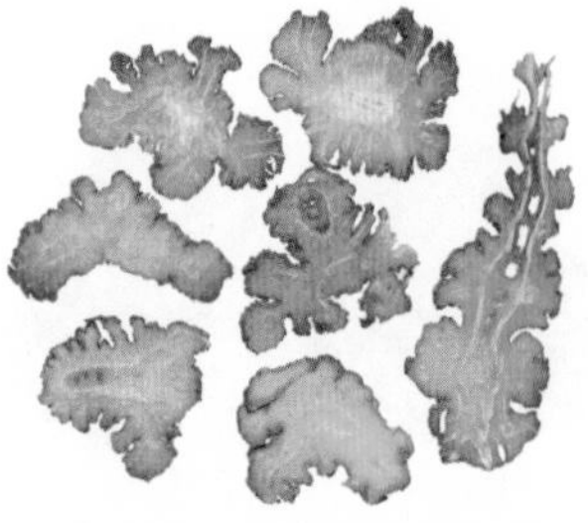

川芎

味辛，性溫。為傘形科蒿本屬植物川芎的根莖。

功　效　活血行氣、祛風止痛。

適應症　中風頭痛、風濕痺證、血鬱氣滯、瘡瘍腫痛、月經不調等症。

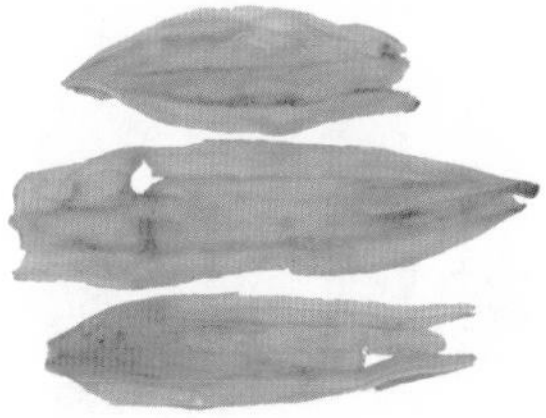

天門冬（天冬）

味甘、微苦，性寒。為百合科植物天門冬的塊根。

功　效　養陰潤燥、清肺止渴祛痰。

適應症　陰虛發熱、乾咳、咯血，以及熱病傷陰、口渴、便秘等症。

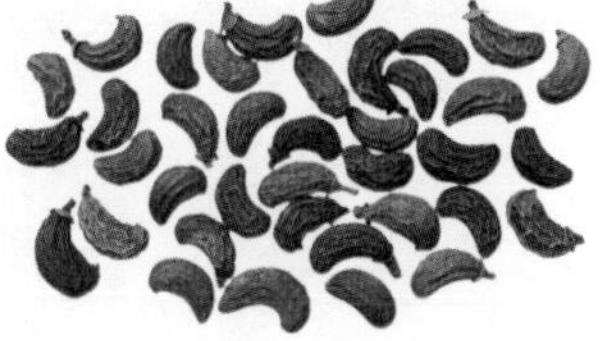

女貞子

味甘、苦，性平。為木樨科植物女貞的果實。

功　效　養陰潤燥、清肺止渴祛痰。

適應症　陰虛內熱、腰膝酸軟、頭暈、目昏、耳鳴、遺精等症。

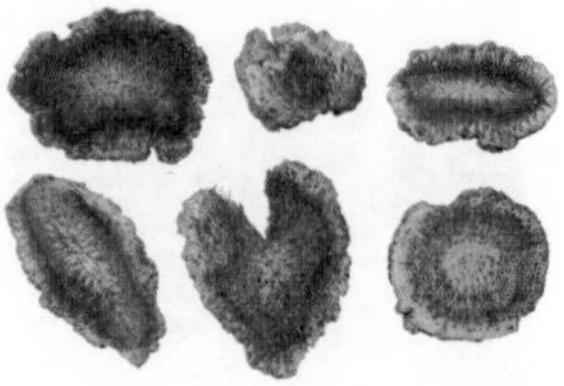

木香

味辛、性溫。為菊科植物木香的根。

功　效　健脾消食、行氣止痛。

適應症　食後氣滯，脘腹脹痛，瀉痢後重等症。

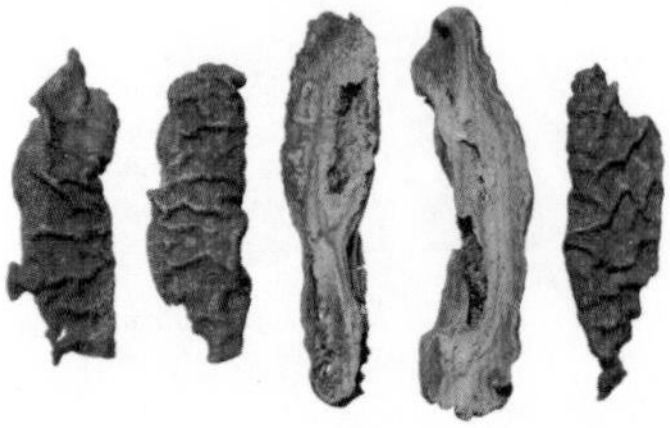

木瓜

味酸，性溫。為薔薇科木瓜屬植物貼梗海棠的果。

功　效　舒經活絡、化濕和胃。

適應症　風濕痺證，手足麻木，腰膝疼痛，筋骨無力。每伍祛風濕藥同用；用於濕濁傷中，吐瀉轉筋，腳氣腫痛，沖心煩悶。常配溫化寒濕藥。

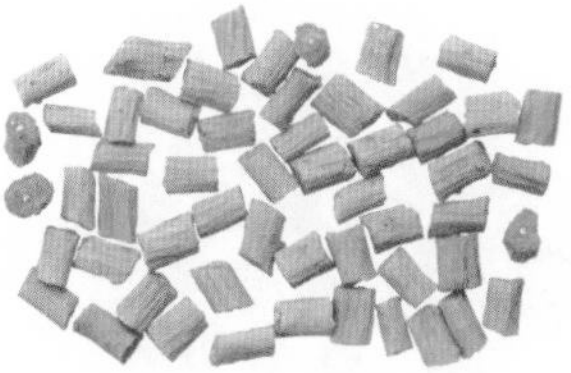

牛膝

味苦，性平。為莧科植物牛膝的根。

功　效　逐瘀血、通經脈、補肝腎、強筋骨。

適應症　瘀血疼痛，虛火牙痛，以及肝腎不足之腰膝酸痛、筋骨無力等症。

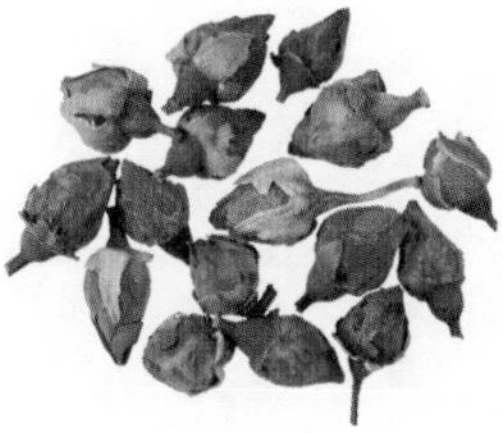

月季花

味辛，性微寒。薔薇科植物月季的花蕾或花。

功　效　活血化瘀、涼血祛風。

適應症　血熱經閉腹痛，或血熱風盛之皮膚搔癢等症。

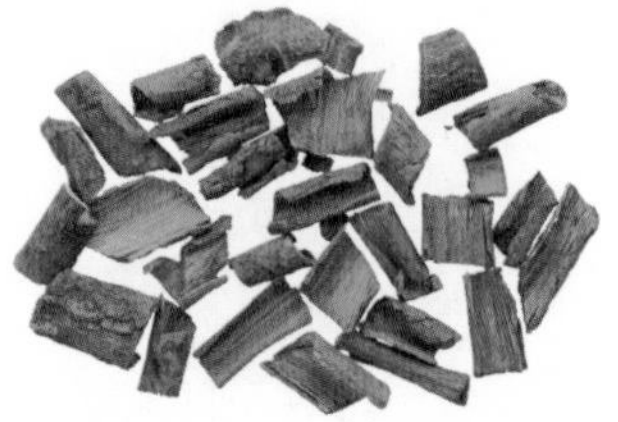

五加皮（南五加皮）

味辛、苦，性溫。為五加科植物細柱五加的根皮。

功　效　祛風濕、強筋骨。

適應症　風濕痺痛、皮膚水腫，以及筋骨拘攣等症。

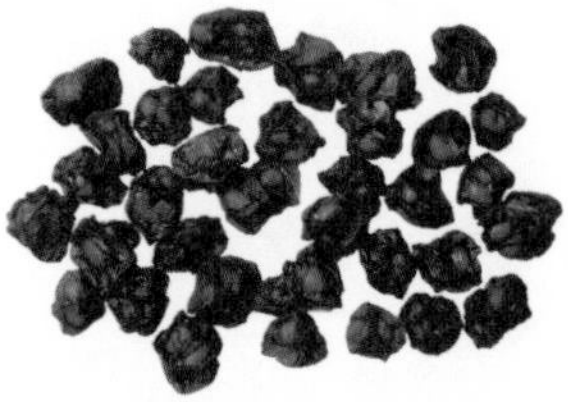

五味子

味酸，性溫。為木蘭科植物北五味子的成熟果實。

功　效　斂氣斂汗、益氣生津、澀腸止瀉。

適應症　肝腎不足之咳喘，氣陰兩傷所致的心悸、口渴、心煩、自汗，以及遺精、晨瀉等症。

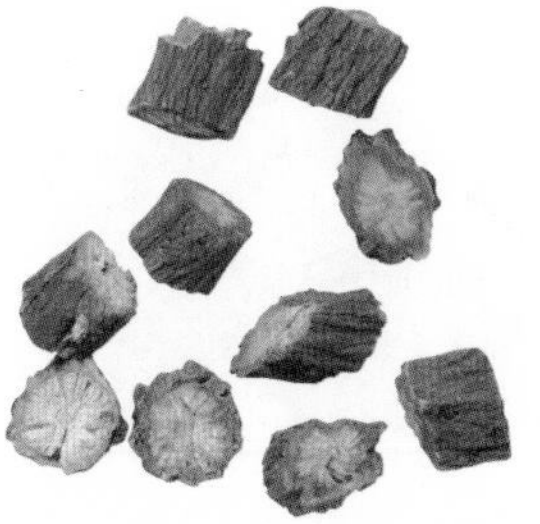

丹參

味苦，性微寒。為唇形科植物丹參的根。

功　效　發表散寒，健脾止嘔，解毒。

適應症　風寒感冒，咳嗽多痰，胃寒嘔吐，以及食魚蟹中毒吐瀉等病症。

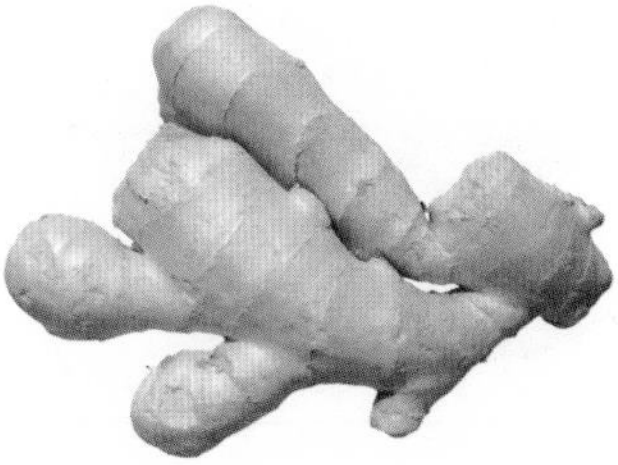

生薑

味辛，性溫。為薑科植物薑的新鮮根莖。

功　效　發表散寒，健脾止嘔，解毒。

適應症　風寒感冒，咳嗽多痰，胃寒嘔吐，以及食魚蟹中毒吐瀉等病症。

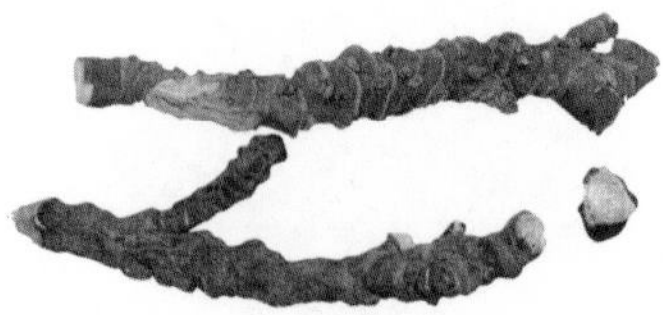

石菖蒲

味辛，性微溫。為天南星科植物石菖蒲的根莖。

功　效　開竅、豁痰、理氣、活血、散風、祛濕。

適應症　癲癇、痰厥、熱病神昏、健忘、氣閉、耳聾、心煩胸悶、胃痛、胸痛、腹痛、風寒濕痺、癰疽腫毒、跌打損傷等症。

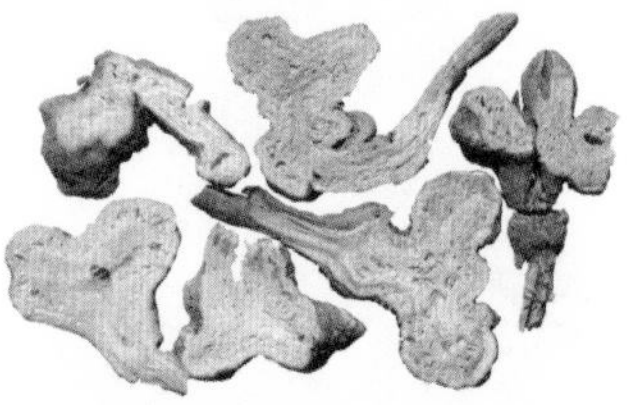

白朮

味甘、苦，性溫。為菊科植物白朮的根莖。

功　效　健脾益氣、燥濕利水、止汗安胎。

適應症　脾氣衰弱之食少倦怠、便溏泄瀉、水腫自汗，以及胎動不安等症。

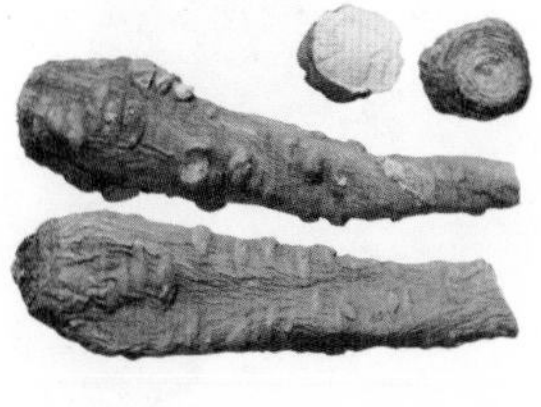

白芷

味辛，性溫。為傘形科植物白芷或杭白芷的根。

功　效　祛風解表、散濕止痛、消腫排膿。

適應症　風寒感冒，頭痛、牙痛、眉棱骨痛、鼻淵、腸風痔漏、赤白帶下等症。

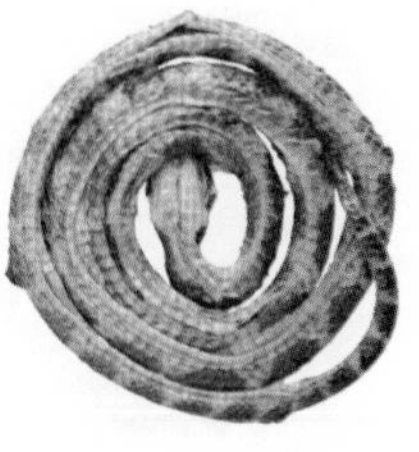

白花蛇

味甘鹹，性溫。為蝮蛇科動物五步蛇或眼鏡蛇科動物銀環幼蛇等除去內臟的全體。

功　效　祛風濕，透筋骨，定驚搐。

適應症　風濕癱瘓，骨關節疼痛，小兒驚風搐搦，破傷風等症。

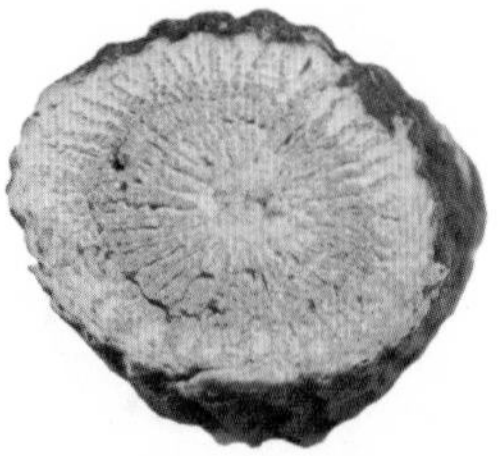

甘草

味甘，性平。為豆科植物甘草的根及根莖，曬乾生用。

功　效　補氣潤肺、瀉火解毒、緩急止痛。

適應症　氣虛乏力、食少便溏、咳嗽氣喘、咽喉腫痛、瘡瘍腫毒，以及脘腹、四肢痙攣作痛等症。

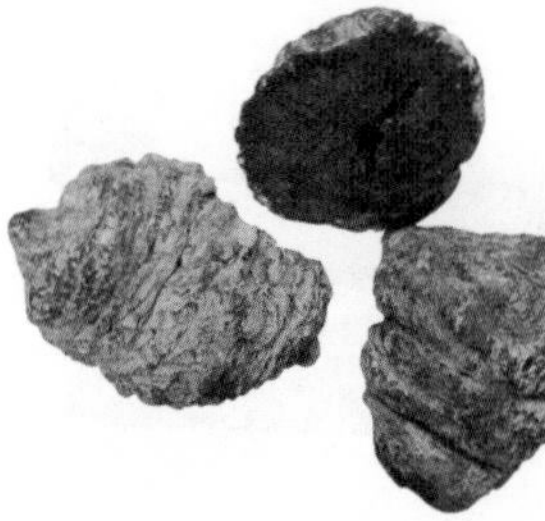

生地黃

味苦、甘，性寒。為玄參科植物地黃的新鮮或乾燥的塊根。

功　效　養陰清熱、涼血止血。

適應症　陰虛發熱、煩躁消渴、骨蒸勞熱，以及血熱性出血等症。

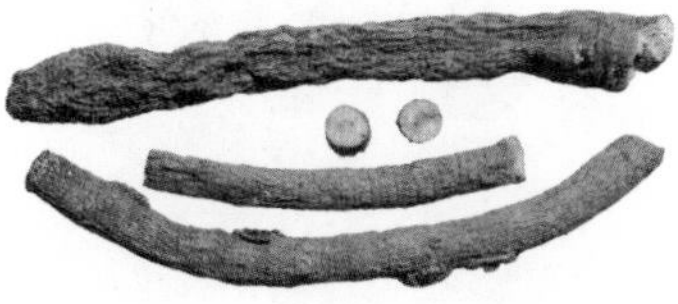

仙茅

味辛，性溫。為仙茅科植物仙茅的根莖。

功　效　溫腎壯陽、散寒除濕。

適應症　陽痿、遺精、小便頻數、遺尿、寒濕痺痛、腰膝酸軟、胃腹冷痛等症。

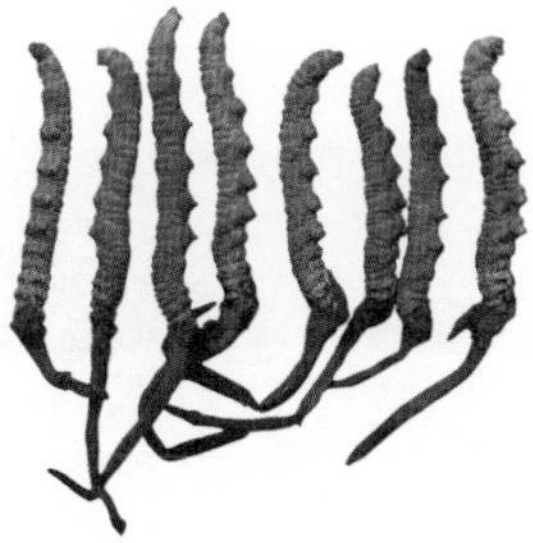

冬蟲夏草

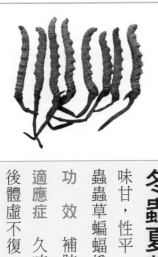

味甘，性平。為麥角菌科植物冬蟲夏草寄生在蝙蝠蛾科昆蟲蟲草蝙蝠蛾幼蟲上的子座及幼蟲屍體的複合體。

功　效　補肺、益腎陽。

適應症　久咳久喘、癆嗽咯血、陽痿遺精、不孕，以及病後體虛不復、畏寒自汗等症。

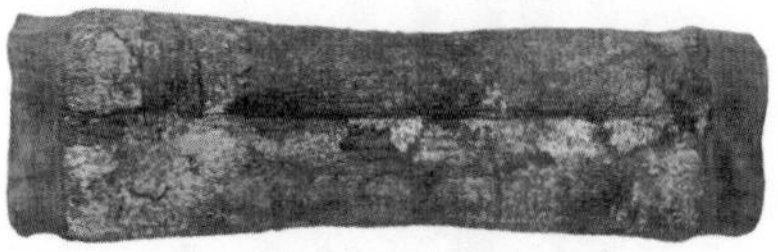

肉桂（桂皮）

味辛、甘，性熱。為樟科樟屬植物肉桂的樹皮。

功　效　溫陽散寒解毒功效。

適應症　命門火衰，腰膝冷痛，小腹陰寒，肢冷脈微，久泄久痢，元陽虛脫，以及虛陽浮越，上熱下寒，寒凝經閉，陰疽，流注等病症。

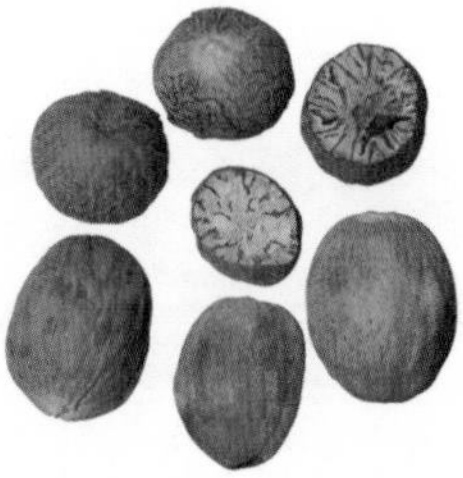

肉豆蔻

味甘，性溫，為肉豆蔻植物肉豆蔻的種仁。

功　效　溫脾開胃、行氣止瀉。

適應症　腸胃虛寒氣滯、脘腹脹痛、食少嘔吐，以及久瀉久痢等症。

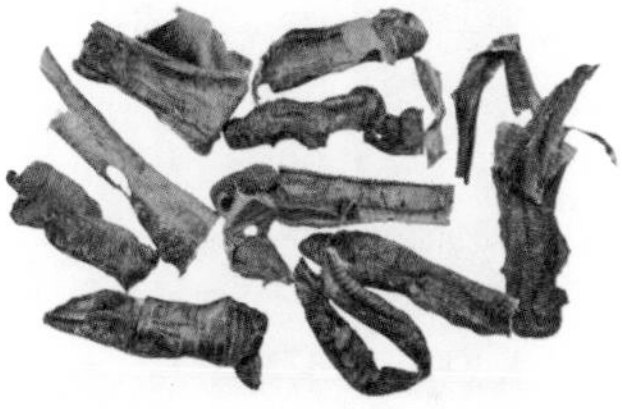

地龍（蚯蚓）

味鹹，性寒。為巨蚓科動物參環毛蚓的全體。

功　效　清熱定驚、清肺平喘、通行經絡。

適應症　高熱驚風、肺熱咳喘，以及半身不遂等症。

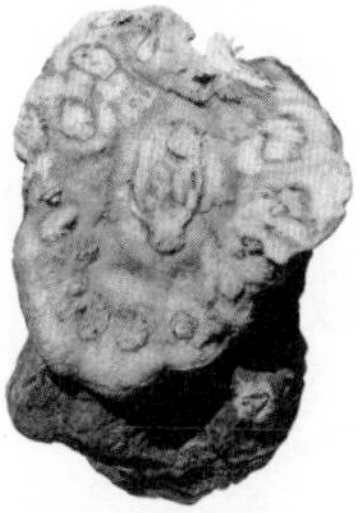

何首烏

味苦澀，性微溫。為蓼科植物何首烏的塊根。

功　效　補肝腎、益精血。

適應症　肝腎精血虧虛所致的腰膝酸痛、頭暈目黑、鬚髮早白、早脫等症。

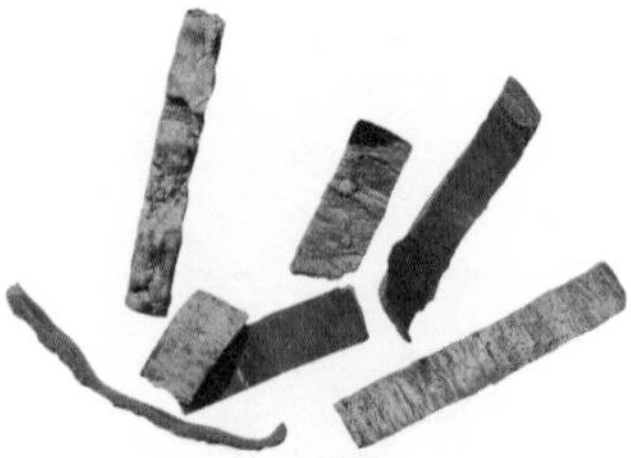

杜仲

味甘微辛，性溫。為杜仲科植物杜仲的樹皮。

功　效　補肝腎、強筋骨、安胎。

適應症　腰脊酸疼、足膝痿弱、小便餘瀝、陰下濕癢、胎漏欲墮、高血壓等症。

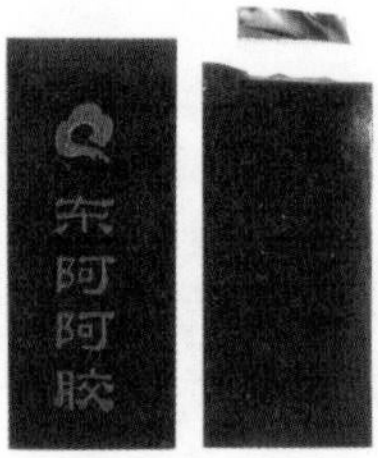

阿膠

味甘，性平。為馬科動物驢的皮去毛後熬製而成的膠塊。

功　效　滋陰潤肺、補血、止血、安胎。

適應症　血虛、虛勞出血如咯血、衄血、尿血、便血、崩漏、月經不調、肺燥咳嗽等症。

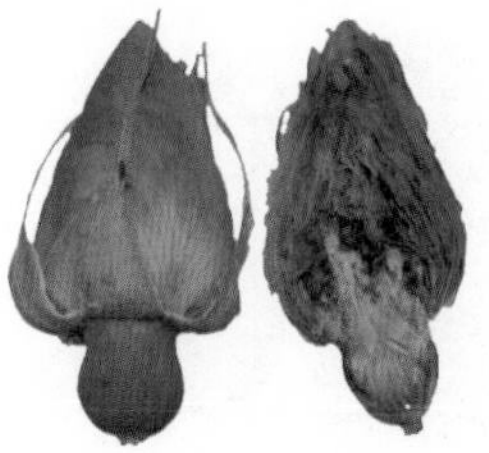

玫瑰花

味甘微苦，性溫。為薔薇科植物玫瑰的花。

功　效　理氣解鬱、和血散瘀。

適應症　氣滯腹痛、吐血咯血、月經不調、帶下、痢疾、瘡瘍腫毒等症。

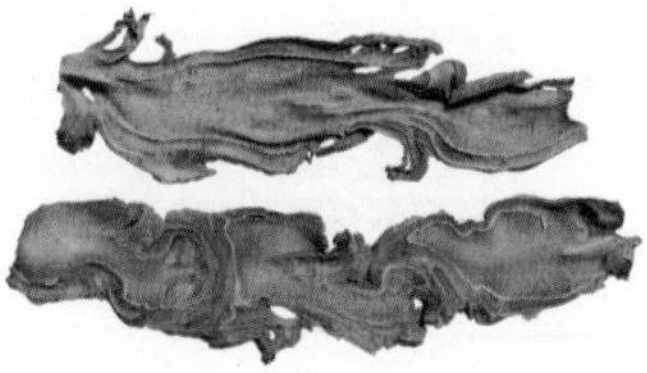

狗脊（金毛狗脊）

味苦、甘，性溫。為蚌殼蕨科植物金毛狗脊的根莖。

功　效　補肝腎、強筋骨、除風濕。

適應症　肝腎不足、腰背酸痛、腳軟無力、尿頻、遺溺、風濕痺痛等症。

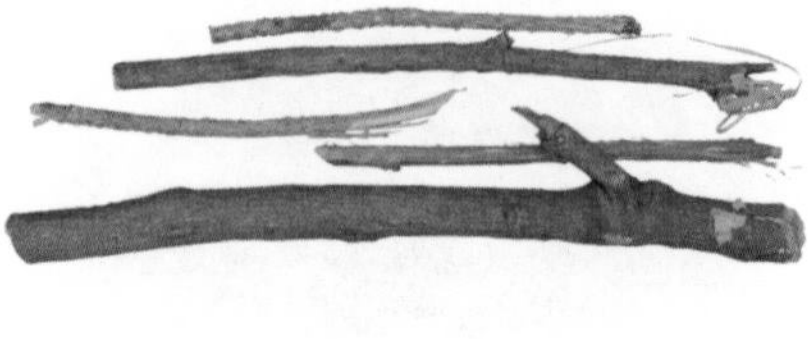

刺五加

味辛，微苦，性溫，無毒。為五加科植物刺五加的根及根莖或莖。

功　效　益氣健脾、補腎安神。

適應症　脾腎陽虛、腰膝酸軟、體虛乏力、失眠多夢、食慾不振等症。

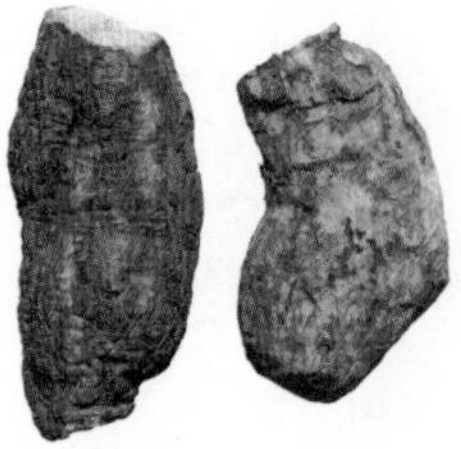

茯苓

味甘淡，性平。為多孔菌科植物茯苓的乾燥菌核。

功　效　健脾寧心，利濕安神。

適應症　少食、嘔噦、脹滿、小便不利、浮腫、驚悸、失眠、健忘等症。

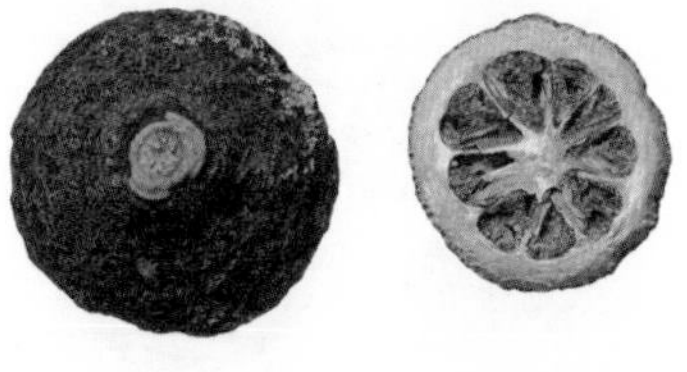

枳實

味苦、辛，性微寒。為芸香科柑橘屬植物酸橙及香圓的幼果。

功效 破氣、散痞、瀉痰、消積。

適應症 可用於治療胸腹脹滿、胸痺、痞痛、水腫、食積、便秘、胃下垂、子宮下垂、脫肛等症。

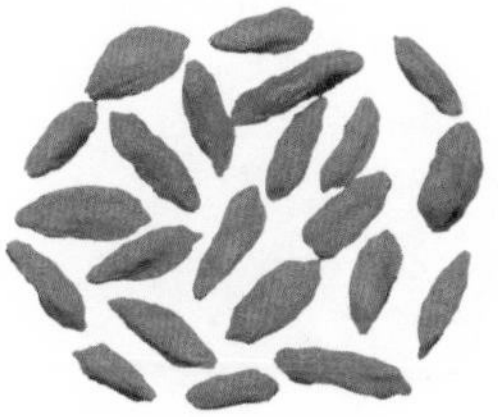

枸杞

味甘，性平。為茄科植物枸杞的成熟果實。

功效 滋補肝腎、潤肺、明目。

適應症 肝腎虧損、腰膝酸軟、頭暈目眩、虛勞咳嗽、消渴、遺精等症。

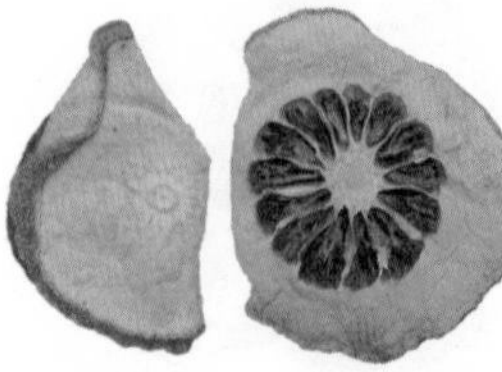

香櫞

味辛、苦，性溫。為芸香科植物香櫞的成熟果實。

功　效　理氣解鬱、消痰利膈。

適應症　胃脘脹痛、咳嗽、痰飲、氣壅、嘔吐少食等症。

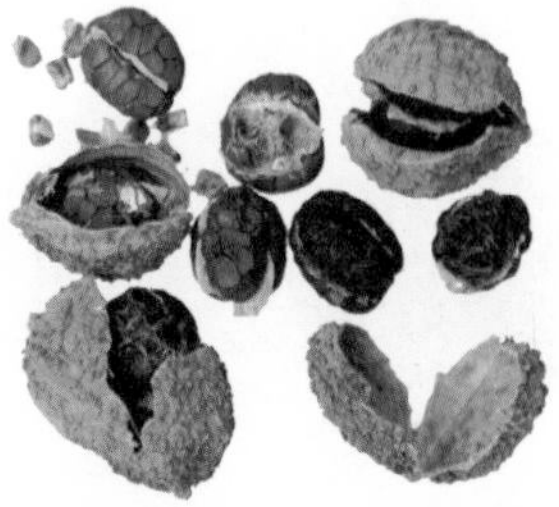

砂仁（縮砂仁）

味辛，性溫。為薑科植物陽春砂的成熟果實。

功　效　調中行氣、醒脾和胃。

適應症　胃脘脹痛、食滯嘔吐、寒瀉冷痢、妊娠胎動等症。

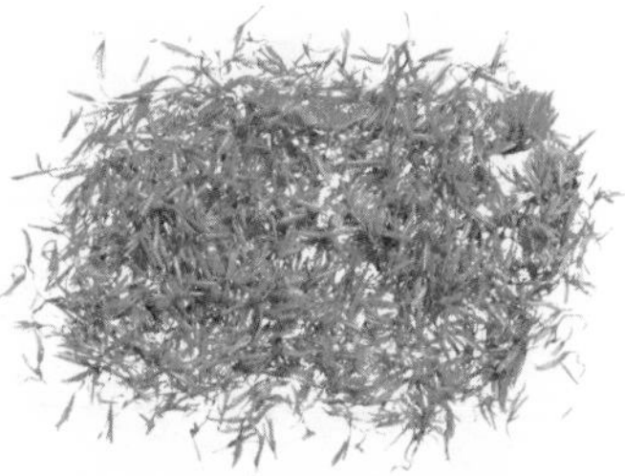

紅花（草紅花、紅蘭花）

味辛，性溫。為菊科植物紅花的花。

功　效　活血通經、消腫止痛。

適應症　血寒性閉經、痛經，以及瘀血性疼痛等症。

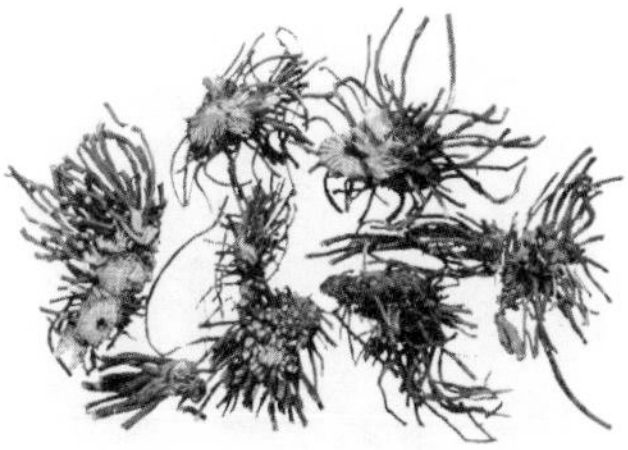

威靈仙

味辛、微苦，性溫。為毛茛科鐵線蓮屬植物威靈仙的根和根莖。

功　效　祛風除濕、通絡止痛。

適應症　風寒濕痺、關節不利、四肢麻木、跌打損傷等症。

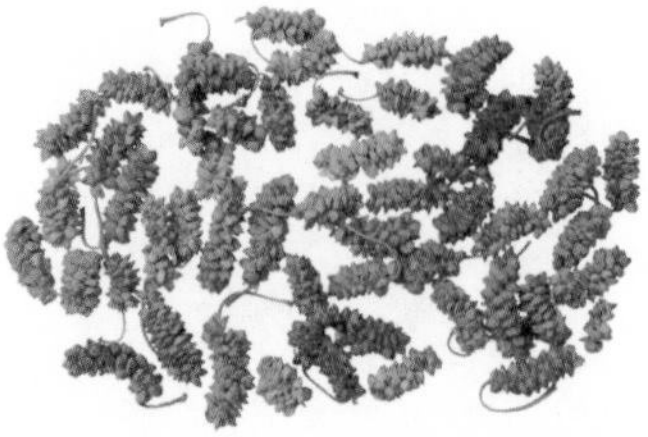

桑椹

味甘，性寒。入肝、腎經。為桑科植物桑的果穗。

功　效　補肝益腎，熄風滋液。

適應症　肝腎陰虧，目暗耳鳴，鬚髮早白，腰膝酸軟，消渴，貧血，心腎衰弱不寐，習慣性便秘，血虛腹痛，以及淋巴結核等病症。

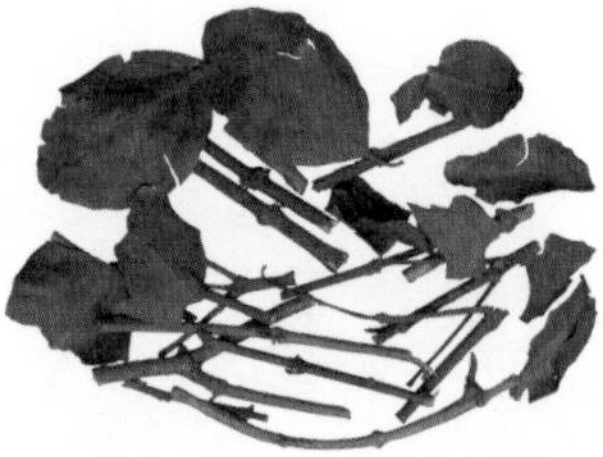

桑寄生

味甘、苦，性平。為桑寄生科植物桑寄生的帶葉莖枝。

功　效　補肝腎。祛風濕、強筋骨、通經絡、安胎。

適應症　風濕痺痛、腰膝酸軟、下肢麻木、胎動不安、先兆流產、高血壓等症。

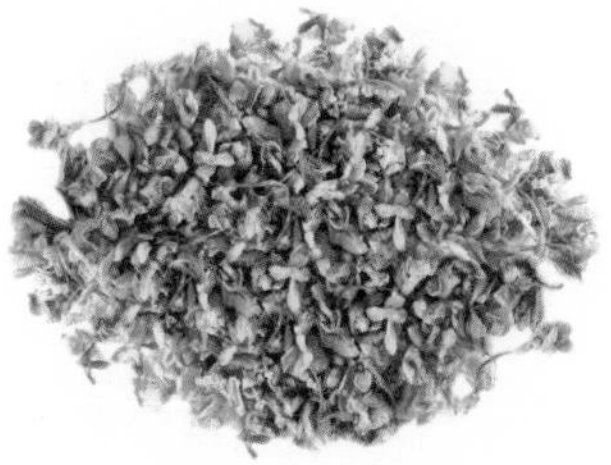

桂花

味辛、性溫。為木犀科桂花的花。

功　效　溫肺化飲、散寒止痛、舒暢精神，淨化身心，平衡神經、芳香辟穢。

適應症　潤腸通便、健胃整腸、增進食慾，適用於腸胃功能較弱的人士。

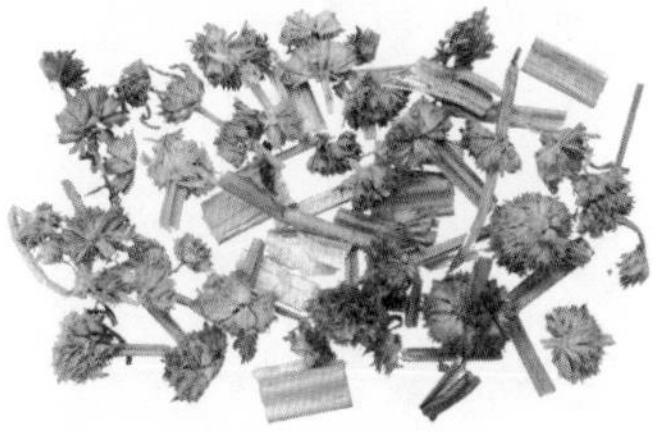

益母草

味苦、辛，性微寒。為唇形科益母草屬植物益母草的全草。

功　效　調經活血、祛瘀生新、利尿消腫。

適應症　可用於月經不調、痛經、經閉、惡露不盡、急性腎炎水腫等症。

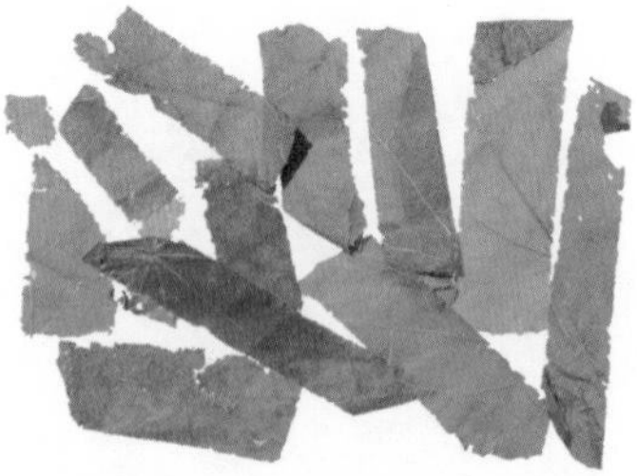

淫羊藿

味辛，性溫。為小檗科淫羊藿的乾燥地上部分。

功　效　補腎陽、強筋骨、祛風濕。

適應症　陽痿、腰膝痿弱、四肢麻痺、神疲健忘及更年期高血壓症。

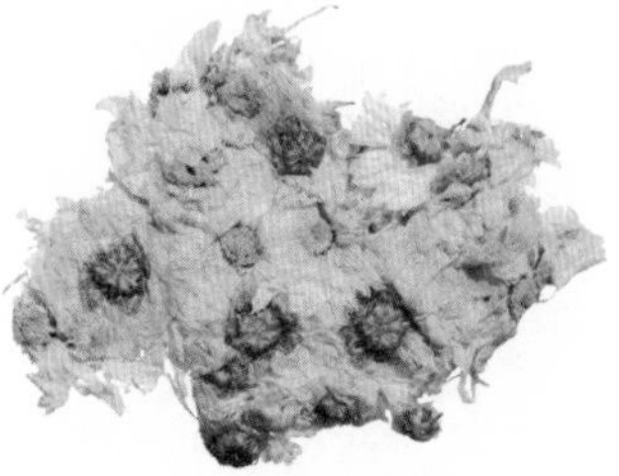

菊花

味甘、苦，性涼。為菊科植物菊的頭狀花序。

功　效　疏風清熱、解毒。

適應症　風熱肝熱頭痛、眩暈、目赤、煩熱，以及瘡瘍腫毒等症。

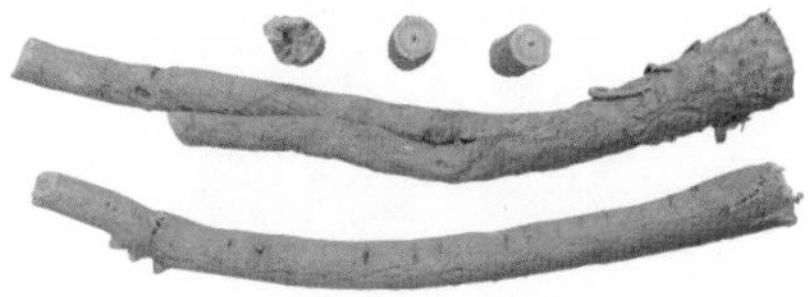

黃芪

味甘，性微溫。為豆科植物黃芪的根。

功　效　補氣升陽、攝血行滯、固表止汗、托瘡生肌、利尿退腫、生津止渴。

適應症　氣虛神倦、少食、自汗、便溏、崩漏、小便不利、浮腫、瘡口不斂，以及內傷消渴等症。

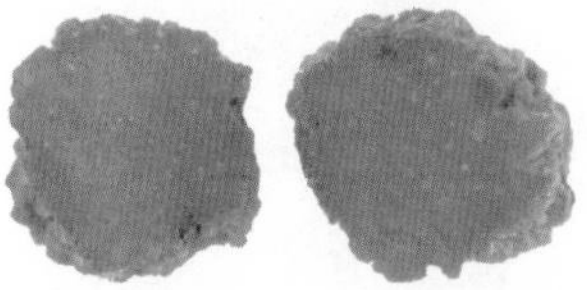

黃精

味甘，性平。為百合科植物黃精的根莖。

功　效　補脾、潤肺、益精。

適應症　脾虛乏力、食少口乾、肺燥肺虛咳嗽、腎虛精虧、筋骨軟弱等症。

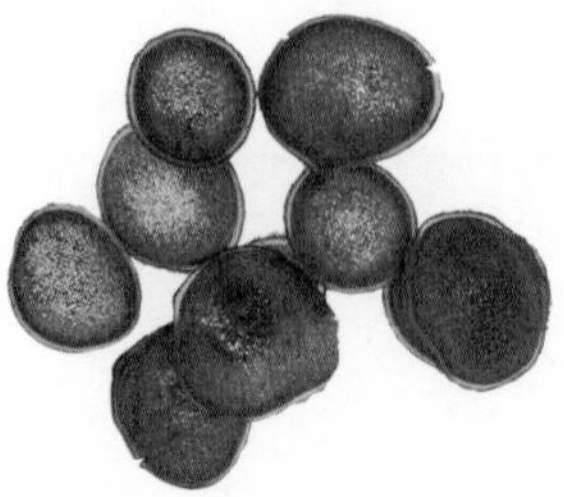

鹿茸

味甘鹹，性溫。為鹿科鹿屬動物梅花鹿和馬鹿尚未骨化的幼角。

功　效　溫腎壯陽、生精益血、強筋補髓。

適應症　虛勞羸瘦、血虛眩暈、腰膝酸痛、陽痿滑精、虛寒血崩等症。

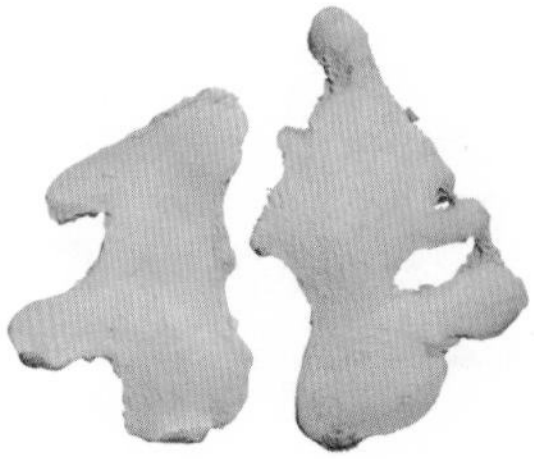

乾薑

味辛，性熱。為薑科植物薑的根莖。

功　效　溫中散寒、溫肺化痰。

適應症　脾胃虛寒腹痛、嘔吐、泄瀉，以及肺寒咳嗽、痰多清稀等症。

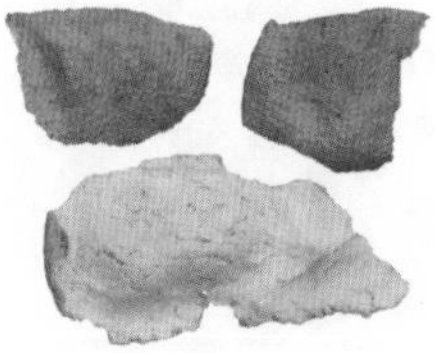

陳皮

味辛苦，性溫。為芸香科植物多種橘類的果皮。

功　效　燥濕、理氣化痰。

適應症　少食、嘔吐、脘脹、咳嗽多痰等症。並可解食魚蟹中毒。

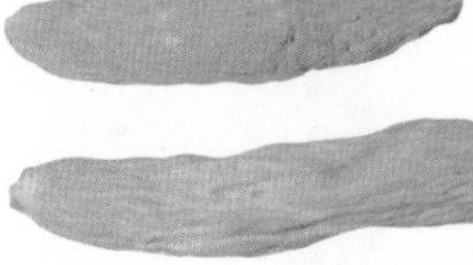

麥冬

味甘微苦，性微寒。為百合科植物沿階草的小塊根。

功　效　清肺養陰、益胃生津、清心除煩。

適應症　燥咳痰粘、吐血咯血、舌乾口渴、心煩不安、腸燥便秘等症。

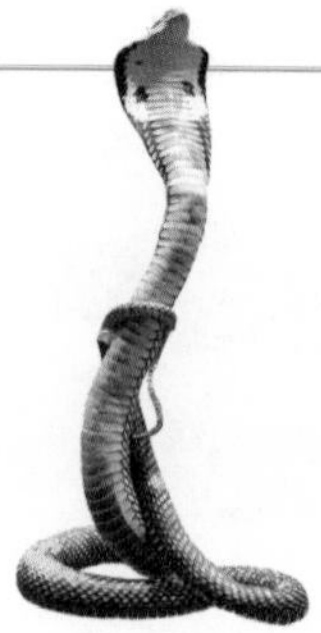

眼鏡蛇

味甘鹹，性溫，有毒。為眼鏡蛇科動物眼鏡蛇除去內臟的全體。

功　效　通經絡，祛風濕。

適應症　風濕性關節炎，腳氣等。

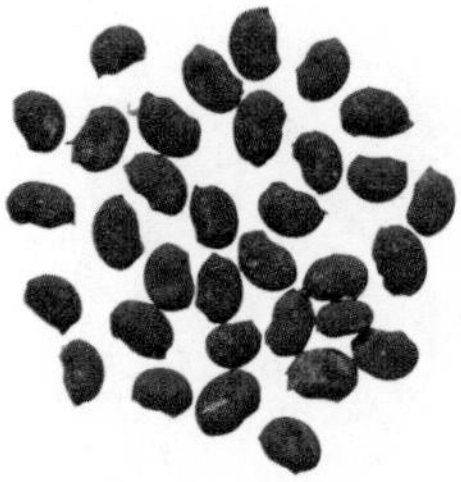

補骨脂（破故紙）

味苦、辛，性溫。為豆科植物補骨脂的種子。

功　效　補腎壯陽、固精縮尿止瀉。

適應症　腰膝冷痛、陽痿遺精，以及晨瀉等症。

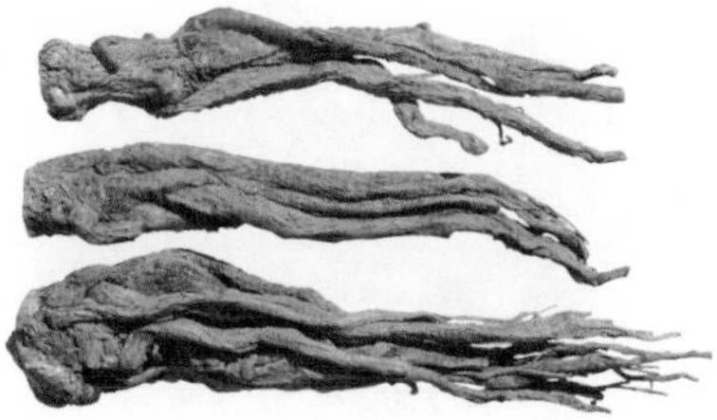

當歸

味甘、辛，性溫。為傘形科植物當歸的根。

功　效　補血活血、行氣止痛。

適應症　血虛血瘀性疼痛、創傷疼痛、閉經、痛經，以及月經不調等症。

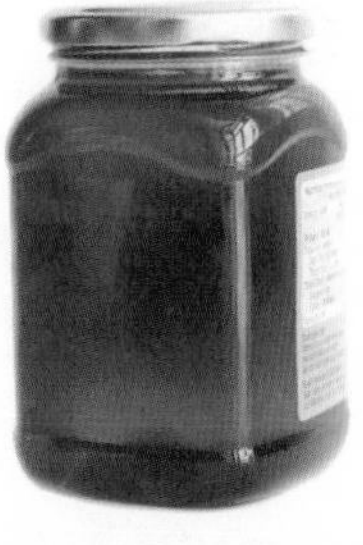

蜂蜜

味甘，性平。為蜜蜂科昆蟲中華蜜蜂等所釀的蜜糖。

功　效　補中潤燥，緩急解毒。

適應症　肺燥咳嗽，腸燥便秘，胃腹疼痛，病後虛弱、小兒營養不良、老年體衰等病症。

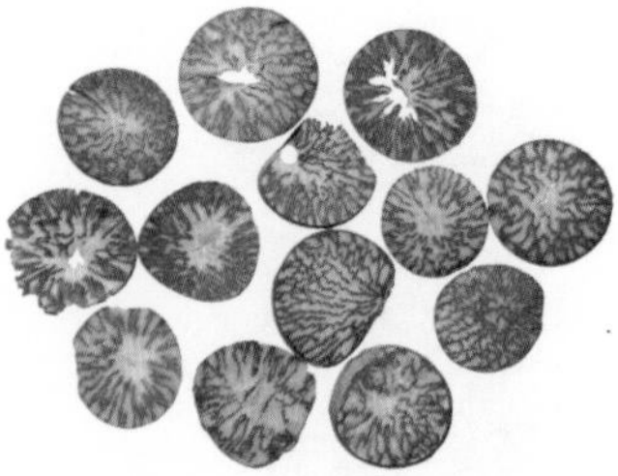

檳榔

味苦、辛，性溫。為棕櫚科植物檳榔的種子。

功　效　破積、下氣、行水、殺蟲。

適應症　食積、瀉痢後重、脘腹脹痛、水腫、蟲積等症。

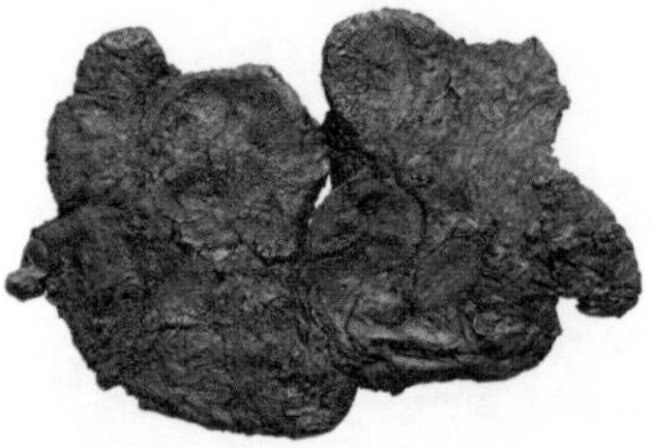

熟地黃

味甘，性微溫。為玄參科植物地黃的塊根。

功　效　滋陰補血、益精填髓。

適應症　肝腎陰虛、骨蒸、盜汗、遺精、消渴、腰膝酸軟、眩暈耳鳴、血虛萎黃、心悸、失眠、月經不調、崩漏等症。

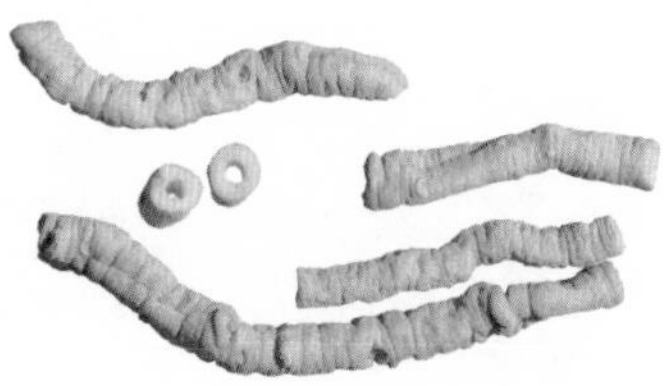

遠志

味辛、苦，性溫。為遠志科植物遠志的根。

功　效　安神益智、散瘀化痰。

適應症　驚悸失眠、迷惑善忘、痰瘀咳嗽等症。

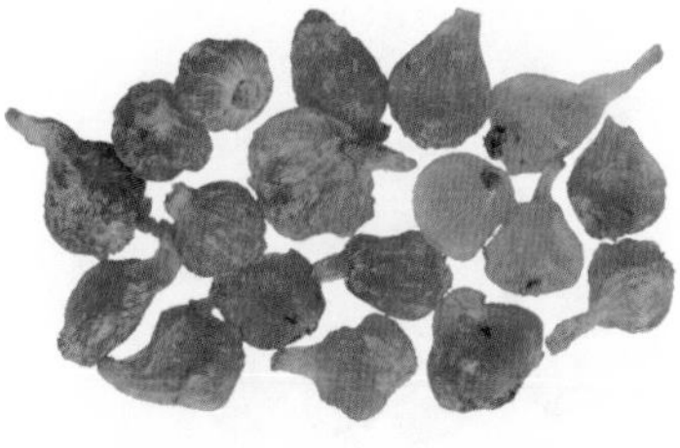

薤白

味苦辛，性溫。為百合科植物小根蒜的鱗莖。

功　效　理氣寬陽散結。

適應症　胸痺心痛徹背、心絞痛、脘痞不舒、乾嘔、瀉痢後重等症。

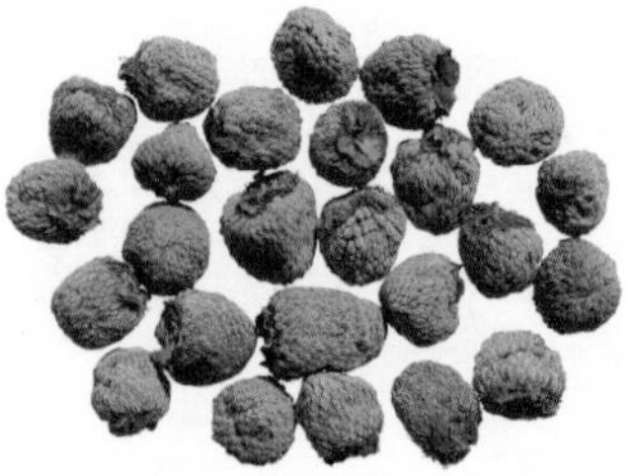

覆盆子

味甘、酸，性平。為薔薇科植物掌葉覆盆子的果實。

功效 補腎固澀。

適應症 肝腎不足、遺精、早洩、陽痿、尿頻、遺尿等症。

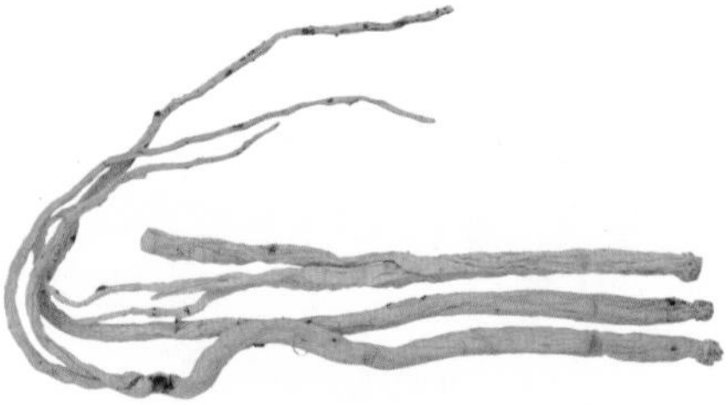

黨參

味甘，性平。為桔梗科植物黨參的根。

功效 補中、益氣、生津。

適應症 肝腎不足、遺精、早洩、陽痿、尿頻、遺尿等症。

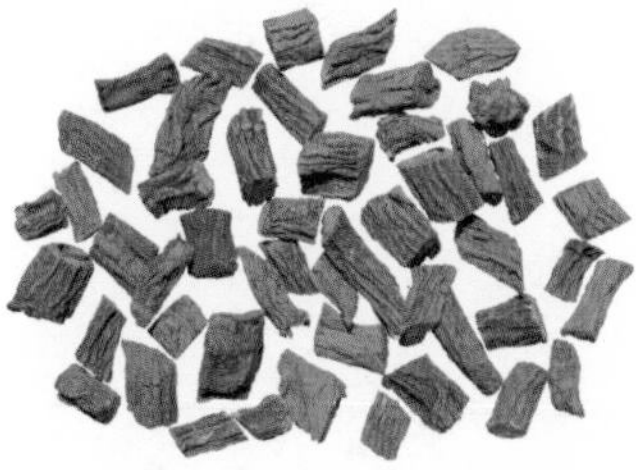

續斷（川斷）

味苦、辛、甘，性微溫。為川續斷科植物川續斷的根。

功效　肝腎、強筋骨、續折傷、調血脈。

適應症　肝腎不足、腰膝酸痛、風濕骨痛、跌打損傷、骨折、崩漏、妊娠、胎動漏血等症。

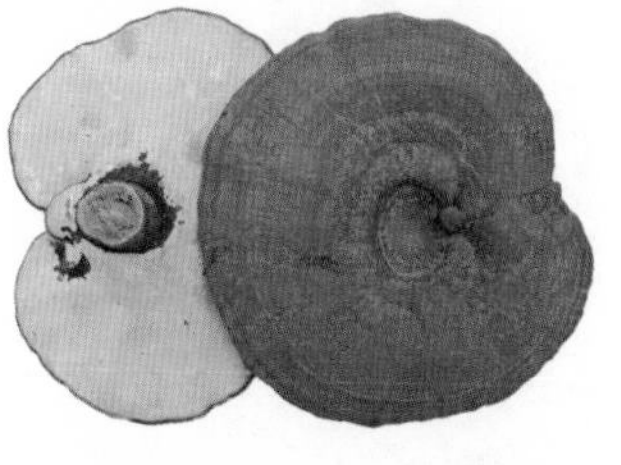

靈芝

味甘，性平。為多孔菌科植物紫芝或赤芝的全株。

功效　益氣補虛。

適應症　虛勞咳嗽、氣喘、失眠、消化不良等症。

酒療

——防癌、降血脂、抗衰老、改善免疫系統，你想像不到的養生良方，喝對酒不生病！

作　者——党毅、陳虎彪
攝　影——林永銘
美術設計——葉若蒂
責任編輯——楊淑媚
校　對——楊淑媚、朱晏瑭
行銷企劃——塗幸儀
董事長——趙政岷
總經理
編輯部總監——梁芳春

出版者——時報文化出版企業股份有限公司
10803台北市和平西路三段二四〇號七樓
發行專線——（〇二）二三〇六—六八四二
讀者服務專線——〇八〇〇—二三一—七〇五
（〇二）二三〇四—七一〇三
讀者服務傳真——（〇二）二三〇四—六八五八
郵撥——一九三四四七二四時報文化出版公司
信箱——台北郵政七九～九九信箱
時報悅讀網——http://www.readingtimes.com.tw
電子郵件信箱——yoho@readingtimes.com.tw
法律顧問——理律法律事務所　陳長文律師、李念祖律師
印　刷——詠豐印刷有限公司
初版一刷——二〇一五年四月十七日
定　價——新台幣三五〇元
⊙行政院新聞局局版北市業字第八〇號

國家圖書館出版品預行編目 (CIP) 資料

酒療 / 党毅 , 陳虎彪作 .-- 初版 .-- 臺北市 : 時報文化 ,
2015.04　面 ;　公分
ISBN 978-957-13-6247-2(平裝)
1. 食療 2. 酒

413.98　　104005146

本書圖片除下例外，均由陳虎彪及党毅提供
萬里機構提供：p63, p94, p95, p96, p100, p128
匯圖網提供： p67, p70, p86, p112, p125, p136, p138